Mayr/Eichhorn

Gesunde Ernährung bei Rheuma

Dipl. Diät-Küchenmeister Peter Mayr
Dr. med. Jürg Eichhorn

Gesunde Ernährung bei Rheuma

- Entzündungshemmende Ernährung: So steigern Sie Ihr Wohlbefinden
- Einfache Zubereitung: Werterhaltend und fettarm
- Sofort umsetzbar: Mit 111 Rezepten und Tagesplänen

Haug

Bibliografische Information Der Deutschen Bibliothek
Die Deutsche Bibliothek verzeichnet diese Publikation in der Deutschen Nationalbibliografie; detaillierte bibliografische Daten sind im Internet über http://www.dnb.de abrufbar

Steiermärker Str. 3–5, 70469 Stuttgart
Internet: www.haug-gesundheit.de

Programmplanung: Dr. Elvira Weißmann-Orzlowski
Bearbeitung: Susanne Arnold
Umschlagfoto: Photo Alto
Umschlaggestaltung: Cyclus • Visuelle Kommunikation, Stuttgart
Satz: IPa, Vaihingen/Enz
Druck und Verarbeitung: Westermann Druck Zwickau GmbH

ISBN 3-8304-2091-9 1 2 3 4 5

Inhalt

Gemüse-Grundsaucen

Nudel-, Reis- und Kartoffelgerichte

Mariniertes Gemüse als Vorspeise, Hauptgericht oder Abendessen

Vorwort

Immer mehr Menschen leiden unter rheumatischen Erkrankungen. In den meisten Fällen wird dabei der Ernährung nur wenig oder überhaupt keine Bedeutung beigemessen. Es ist viel zu wenig bekannt, daß durch die hierzulande übliche fettreiche Zivilisationskost ein Entzündungsprozeß - wie bei Rheuma - noch begünstigt werden kann. Auf der anderen Seite kann eine sorgfältig ausgewählte Kost - wie sie in diesem Buch berücksichtigt ist - einem entzündlichen Verlauf entgegenwirken. Genau das ist das Ziel unserer Rezeptsammlung. Nach einer medizinischen Einführung zum Verständnis der inneren Vorgänge im Körper wird eine Fülle von Rezepturen angegeben, die alle etwas anders sind als gewöhnliche Rezepte, trotzdem aber ausgezeichnet schmecken und unseren Augen einen wohltuenden Anblick bieten.

In diesem Buch wird, gleichsam als oberstes Gebot, der Fettarmut eine ganz besondere Beachtung geschenkt. Das Problem „versteckte Fette" stellt sich gar nicht. Die gewählten Produkte munden köstlich und sind überall leicht erhältlich.

Beachten Sie die Zubereitung der Gerichte. Mit dem Prinzip der „Modernen Küchentechnik" sparen Sie gut und gern über $^2/_3$ der sichtbaren Fette ein: Mehr dünsten, dämpfen oder in Folie oder Spezialgeschirr braten. Gebunden wird mit Kartoffelsaucen und Gemüsesaucen. Damit kann die Fettzufuhr beliebig gesteuert werden. Auf herkömmliche, zu fette Garungsmethoden wird gar nicht erst eingegangen.

Mit der angebotenen Auswahl natürlicher Nahrungsmittel und mit der entsprechenden Zubereitungsmethode kann die Gesamtfettzufuhr drastisch gesenkt werden. Um die empfohlenen Nährwertrelationen dennoch nicht zu vernachlässigen, werden gute kaltgepreßte Pflanzenöle verwendet, die - nach Bedarf - jede fertige Speise entsprechend aufwerten können. Da es ohnehin keiner großen Kunst bedarf, mit Fleisch, Fisch,

Rahm und Eiern zu kochen, haben wir es uns zur Aufgabe gestellt, vorerst auf Fleisch zu verzichten. Fische werden in magerer Auswahl und Zubereitung verwendet. Rahm wird sehr sparsam eingesetzt und, wenn möglich, durch fettarme Milchprodukte ersetzt. Vom Hühnerei wird nur das Eiweiß verwendet, sofern man nicht auf eifreie Nudeln oder eifreienTeig zurückgreift. Das Ei kann bei sämtlichen Teigrezepten durch einen Esslöffel Sojamehl, verrührt mit zwei Eßlöffeln Wasser, ersetzt werden.

Wir haben versucht, eine möglichst breite Palette an Speisen anzubieten, damit für alle etwas dabei ist. Die Speisen schmecken so köstlich, daß die ganze Familie das Gleiche kochen und essen kann. Viele frische Kräuter sorgen für entsprechendes Aroma. Zu jedem Kapitel gibt es eine kurze Einleitung über das Allerwichtigste auf einen Blick. Alle Speisen sind einfach und schnell in der Zubereitung. Allerdings, ein klein wenig Zeit sollten Sie schon aufwenden. Bringen Sie auch eine Portion „positiver Einstellung" mit in die Küche. Kochen Sie mit Freude und nicht mit Widerwillen. So wird Essen zu einer Ihrer Gesundheit förderlichen Lust und viele Beschwerden lösen sich in Wohlbefinden auf.
Dieses Buch soll Ihnen Hoffnung verleihen und Wegweiser sein zu einer besseren Gesundheit. Vorerst müssen Sie aber lernen, Ihren kulinarischen Freuden nicht ungezügelt freien Lauf zu lassen, sondern vielmehr Genuß mit Bedacht zu vereinen.

Wir wollen Ihnen den Weg zeigen und wünschen viel Gesundheit und einen guten Appetit,

Peter Mayr
Gesundheitszentrum Golfhotel
A-9082 Maria Wörth

Dr. med. Jürg Eichhorn
Bahnhofstr. 23
CH-9100 Herisau

Was heißt „entzündungshemmende“ Ernährungsweise?

„Die Gesundheit kauft man nicht im Handel,
sie ruht im Lebenswandel“
Emil Ritterhaus

Feuer bedeutet Leben und Zerstörung. Feuer verbreitet wohlige Wärme, aber auch Angst und Schrecken. In der Kälte des Winters suchen wir wärmende Geborgenheit am Kamin. Angesichts der glutheißen Zunge eines niederwälzenden Lavastroms befällt uns lähmendes Entsetzen. Wohl niemandem käme es in den Sinn, Öl in lodernde Flammen zu schütten. Im Gegenteil, wir werden uns schnellstmöglich des Feuerlöschers bedienen und in Zukunft bedacht sein, möglichst wenig Brennbares herumliegen zu lassen.
Und wie verfahren wir mit unserem Körper? Ganz anders, geradezu sträflich fahrlässig. Wir lassen in der Tat keine Gelegenheit aus, die Zellen mit „hochbrisantem Brennstoff“ zu versorgen, nämlich mit den beiden mehrfach ungesättigten Fettsäuren, der Linol- und insbesondere der Arachidonsäure.
Die entzündlichen Erscheinungen sind in ihren Formen und Ursachen von einer beinahe unendlichen Mannigfaltigkeit, eine bunte Mischung chemischer Vorgänge, die trotz intensiver Forschung in ihrer Komplexität noch lange nicht schlüssig enträtselt sind. Zunächst einmal ist es verwunderlich, daß bei dieser Vielfalt an Erscheinungsformen alle Entzündungen doch einen gemeinsamen Nenner, einen gemeinsamen Brennstoff ihr eigen nennen, nämlich eine hoch ungesättigte Fettsäure, die Arachidonsäure. Der chemische Vorläufer dieser Fettsäure ist die Linolsäure. Neben ihrer Aufgabe als „entzündliche Reaktionäre“ erfüllen sie als „Zellwand-Bausteine“ eine weitere wichtige Funktion: Im Verein mit anderen Fettsäuren sorgen sie für Elastizität und Festigkeit der Membranen.
Noch vor wenigen Jahren war man sich der Bedeutung der Linolsäure für die Entzündung wenig bewußt. Die mit der Nah-

rung, allen voran aus pflanzlichen Fetten und Ölen, aufgenommene Linolsäure wird im menschlichen und tierischen Körper bei Bedarf in Arachidonsäure umgewandelt und in die Zellwände eingelagert. Wenn nun eine Entzündung in Gang gesetzt wird, sei es durch ein Virus, durch Bakterien, einen Fremdkörper oder – wie bei der Multiplen Sklerose, der chronischen Polyarthritis oder der Colitis ulcerosa – durch einen Autoimmunprozeß, dann werden aus der Arachidonsäure entzündungsfördernde Botenstoffe freigesetzt, die zu Rötung, Schwellung und Schmerz führen. Der auslösende Zündmechanismus ist von Krankheit zu Krankheit verschieden. Der Brennvorgang selbst läuft in jedem Fall nach einer eigenen Gesetzmässigkeit ab.

Fleischreiche Ernährung heißt brennstoffreiche Ernährung. Diese Erkenntnis ist mittlerweile Volkswissen, die Arachidonsäure als „böser Bube" von der Forschung anerkannt. In der täglichen Umsetzung des entzündungshemmenden Ernährungsprinzips wird allerdings dem Käse und den Milchprodukten allgemein viel zu wenig Beachtung geschenkt.

Allgemein gilt der Grundsatz: Je mehr und je fetter, desto ausgeprägter sind die entzündlichen Erscheinungen.

In jedem modernen Rheuma-Ernährungsbuch finden wir die Empfehlung zu reichlichem Verzehr von „hochwertigen" Pflanzenölen wie Distelöl, Sonnenblumenöl und Olivenöl sowie „hochwertigen" Vollkornprodukten, letztlich also eine Aufforderung zu einer linolsäurereichen und damit „brennstoffreichen" Ernährungsform. Diese Empfehlungen dürfen dank neuester Erkenntnis nicht mehr uneingeschränkt akzeptiert werden. Alle diese Produkte sind linolsäurereich. Distelöl enthält 74% Linolsäure. Im Bedarfsfall, das heißt bei einer länger andauernden Entzündung, wird im menschlichen und tierischen Körper umgehend aus Linolsäure Arachidonsäure hergestellt (Abb. 1).

Fastenerfolge bei Rheuma werden so begreiflich: die Reduktion der Linol- und Arachidonsäure in unserer Ernährung.

Zur Therapie der Entzündung über den Weg der Ernährung gehört nicht nur das Meiden tierischer arachidonsäurereicher Produkte und die Beschränkung der pflanzlichen Fette mit

ihrem hohen Linolsäuregehalt, sondern auch eine vollwertige, gemüsereiche Kost. Gemüse enthält eine ganze Reihe wertvoller entzündungshemmender Substanzen.
„Ohne Vollwerternährung geht es nicht, manchmal aber auch nicht ohne eine sinnvolle Vitalstoffergänzung" (Zitat: Hans-Günter Berner: „An vollen Töpfen verhungern") Insbesondere bei schwereren Zuständen wie Multiple Sklerose oder echten rheumatischen Erkrankungen kommt man um eine sinnvolle Ergänzung der Nahrung mit beispielsweise Fischöl, Vitamin E, Selen, Muschelextrakten und Vitalstoffen nicht umhin. Vieles im Entzündungsgeschehen ist noch unerforscht, vieles im Fluß. Das Wissen um die Bedeutung der zahlreichen Pflanzeninhaltsstoffe steckt noch in den Anfängen. In einigen Jahren wissen wir mit Sicherheit einiges mehr über das chemisch faszinierende Netzwerk „Entzündung" und den Stellenwert der Fettsäuren wie auch der pflanzlichen Schutzstoffe. Bis dahin aber ist es unsere Pflicht, das bisher noch bescheidene Wissen so gut es geht in die Praxis umzusetzen. Eines hat uns die Erfahrung bereits gelehrt:
So falsch kann der Weg nicht sein, denn in der Praxis bestätigt sich die Theorie der „brennstoffarmen" Ernährung immer wieder auf das Neue. Die Menge und Art der Nahrung sind entscheidende Faktoren für die menschliche Gesundheit.

Die Ernährung bestimmt den Krankheitsverlauf

„Dem Menschen geht es nur so gut, wie seinem Immunsystem"
(Journal für Orthomolekulare Medizin 4/97)

Noch vor wenigen Jahren fanden Begriffe wie „Linolsäure" oder „Arachidonsäure" in medizinischen Büchern und Zeitungen kaum Erwähnung, geschweige denn wurde ihre enorme Bedeutung für die Entzündung erkannt. Tierischen Fetten und Fleisch im allgemeinen haftete schon vor 20 Jahren der Ruf an, entzündungsfördernd zu wirken und das Gebot nach Reduktion erlangte mehr und mehr Popularität. Die schmerzauslösende Wirkung von fettem Schweinefleisch, Salami und Wurstwaren war, zunächst nur Verdacht, bald in aller Munde und Fleisch generell an den Pranger gestellt. Zeitgleich mit der Abwertung der tierischen Fette wurden die „hochwertigen" pflanzlichen Öle, Margarine, Vollkornprodukte und Nüsse zur Anti-Rheuma-Nahrung schlechthin hochstilisiert, – eine mittlerweile tiefverwurzelte Volksmeinung.
Fasten wurde „in" und erfuhr als „Rheuma-Fasten" eine neue Dimension. Mehr noch, sogar Multiple Sklerose-Kranke versuchten mit Aushungern ihrem Leiden Einhalt zu gebieten. Dabei ist der Grundgedanke des Fastens durchaus nicht verwerflich.
Zunächst einmal wird beim Teilfasten die Zufuhr von Linol- und Arachidonsäure beschränkt oder, wie beim totalen Fasten, gänzlich eingestellt. Rheumabeschwerden beziehungsweise Entzündungen erfahren so mit Regelmäßigkeit eine Linderung. Ob der Körper dadurch maßgeblich an diesen Säuren verarmt, – die Reserven sind sehr groß –, ist mehr als fraglich. Die Vermutung geht vielmehr dahin, daß die Freisetzung der entzündungsfördernden Botenstoffe aus der Arachidonsäure eingedämmt wird. Nach dem Fastenbrechen, je nach dem Gehalt der zugeführten Nahrung an diesen Fettsäuren, erfolgt ei-

ne mehr oder weniger starke Anflutung mit der Wahrscheinlichkeit einer Ausweitung der Entzündung. Wenn schon Fasten als Therapieform gewählt wird, so ist die gleichzeitige Einnahme von Fischöl und Vitamin E ratsam. EPA, eine der Fettsäuren im Fischöl, hemmt direkt die Umwandlung der Linol- zur Arachidonsäure, und Vitamin E, das selbst auch entzündungshemmend wirkt, verhindert die Oxidation der Fette. Strenges und langes Fasten darf keinesfalls ohne Aufsicht eines mit diesen Problemen vertrauten Arztes erfolgen.

Die Rolle der Arachidonsäure im entzündlichen Geschehen ist gut dokumentiert und rückt – wenngleich noch zaghaft – zunehmend ins Rampenlicht. Die Arachidonsäure ist nur in tierischen Produkten enthalten. Vegetarismus in seiner reinen Form ist deswegen jedoch nicht notwendig. Es genügt, die tierische Nahrung zu beschränken und dabei auf fetthaltige Produkte zu verzichten.

Daß zugleich die Zufuhr von Linolsäure als Ausgangssubstanz für die Arachidonsäure auch eingeschränkt werden muß, ist neu. Die produzierte Menge an Arachidonsäure steht vermutlich in direkter Abhängigkeit zum Linolsäuregehalt in der Nahrung. Fleisch mit niedrigen Linolsäurewerten zeigt auch niedrige Werte der Arachidonsäure. Diese Aussage besitzt für Mensch und Tier gleichermaßen Gültigkeit. Die Pflanze speichert ihre Energie mehrheitlich in Form der Linolsäure. Demzufolge sind pflanzliche Öle, Nüsse und Vollkornprodukte linolsäurereich. Durch den Verzehr fettreicher pflanzlicher Produkte nehmen wir Linolsäure auf und speichern sie im Körper, um im Bedarfsfall daraus die Arachidonsäure herzustellen.

Bei unserer tierfettreichen und damit arachidonsäurereichen Ernährungsweise sieht der Körper aber keine Veranlassung, Arachidonsäure aus Linolsäure herzustellen. Die mit der Nahrung aufgenommene Linolsäure wird mehrheitlich verbrannt, also zur Energiegewinnung verwendet. Bei länger andauernder, strikt arachidonsäurearmer Ernährung erinnert sich der menschliche Stoffwechsel wieder an die Linolsäure und stellt daraus seinen „Brennstoff“, eben die Arachidonsäure, her. Bereits einmalige Diätfehler (Erdnüsse, Baumnüsse, Distelöl) können bei dazu veranlagten Menschen entzündliche Schübe auslösen. Aufgrund solcher Erfahrungen ist vom überreichlichen Linolsäureverzehr dringend abzuraten. Dieses Gebot ist neu, beinahe revolutionär. Was fast jahrzehntelang für den Rheumatiker als uneingeschränkt gesund angepriesen wurde, nämlich hochwertige pflanzliche Öle, Nüsse und Vollkornprodukte, darf so uneingeschränkt nicht mehr empfohlen werden. Das ist keine Kampfansage an Anhänger der Vollwertkost. Es geht vielmehr darum, sich der vielen „Brennstoffe“ in unserer Nahrung bewußt zu werden und diese sanft und der jeweiligen Krankheitssituation angepaßt zu genießen.

Eine Heilung rheumatischer, generell entzündlicher Erkrankungen ist durch Ernährungsumstellung in der Regel nicht möglich. Wenn es aber gelingt, durch eine sanftere Ernährungsweise mit weniger Linol- und Arachidonsäure den entzündlichen Prozeß einzudämmen, zum Stillstand zu bringen oder auch nur Medikamente einzusparen, dann ist viel erreicht.

Der Begriff „Diät“ hat seinen Ursprung im griechischen Wort „Diaita“. Diaita bedeutet weder Hunger noch Qual, sondern „Lebensweise“. Die moderne Ernährung sollte ganz grundsätzlich eine „entzündungshemmende Lebensweise“ sein. Mit einer linol- und arachidonsäurearmen Lebensweise verbindet sich zwangsläufig eine Verlagerung des Ernährungsschwerpunktes in Richtung Kartoffeln und Gemüse, das heißt, zu einer Ernährung reich an basischen Mineralien, Pflanzenschutzstoffen, Vitaminen und Spurenelementen.

Die zwei Mannschaften: Omega-6 und Omega-3 Fettsäuren

Einfach ausgedrückt: Omega-6 Fettsäuren fördern die Entzündung, Omega-3 Fettsäuren bremsen die Entzündung.

Die Öle und Fette, die wir mit der Nahrung aufnehmen, sind Verbindungen aus Glycerin und Fettsäuren. Öle enthalten im Gegensatz zu Fetten vorwiegend ungesättigte Fettsäuren.
Omega-6 und Omega-3 Fettsäuren sind mehrfach ungesättigte Fettsäuren. Sie sind lebenswichtig und müssen mit der Nahrung zugeführt werden, das heißt, sie sind für uns essentiell. Wir finden diese Säuren vornehmlich in Pflanzen und Algen. Während Omega-6 Fettsäuren mehr in Pflanzen, Farnen und grünen Blättern vorkommen, sind Omega-3 Fettsäuren vornehmlich in Algen, insbesondere in Kaltwasseralgen, zu finden. Dies erklärt den Omega-3 Fettsäuren-Reichtum in Fischöl von Kaltwasserfischen wie Lachse, Heringe und Makrelen. Durch die Nahrungskette reichern sie diese Öle in ihrem Körper an. Warmpflanzen, Farne und Blätter enthalten auch Omega-3 Fettsäuren, insgesamt aber viel weniger als Algen kalter Gewässer. Das Fleisch grünzeugfressender Wildtiere weist demzufolge einen höheren Anteil an Omega-3 Fettsäuren auf als beispielsweise tiermehlgefüttertes Mastvieh.
Der wichtigste Vertreter der Omega-6 Fettsäuren ist die Linolsäure. Für die Pflanze ist die Linolsäure die Speicherform der Energie. Planzliche Fette und Öle sind linolsäurereich. Distelöl besteht zu 74% aus Linolsäure, Olivenöl lediglich zu 8%. Rheumatiker sollten demzufolge auf Distelöl zugunsten des Olivenöls verzichten. Aus Linolsäure wird über das Zwischenprodukt Gamma-Linolensäure der eigentliche Brennstoff jeder Entzündung, die Arachidonsäure hergestellt (Abb. 1 und 2).
Die Gegenspieler der Entzündung sind die Omega-3 Fettsäuren. Fischöle, gewonnen aus dem Fett bestimmter Kaltwasserfische wie Heringen, Makrelen und Lachse, sind Omega-3

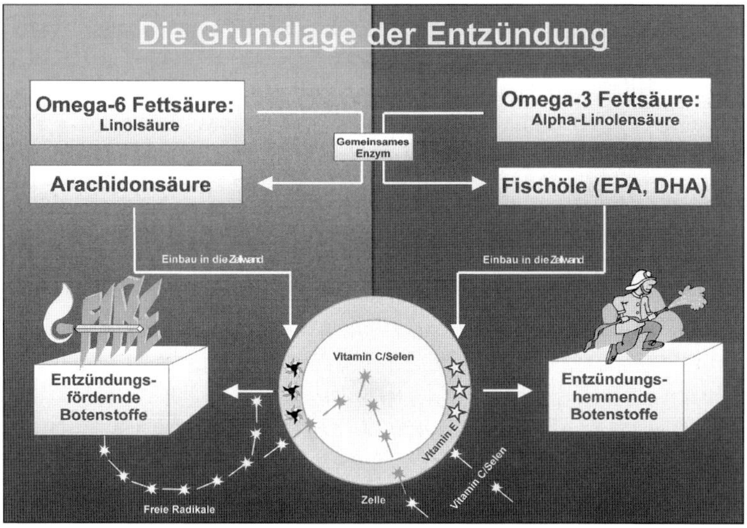

Abb.1: *Für alle Entzündungen gilt der gleiche Entzündungsmechanismus.*

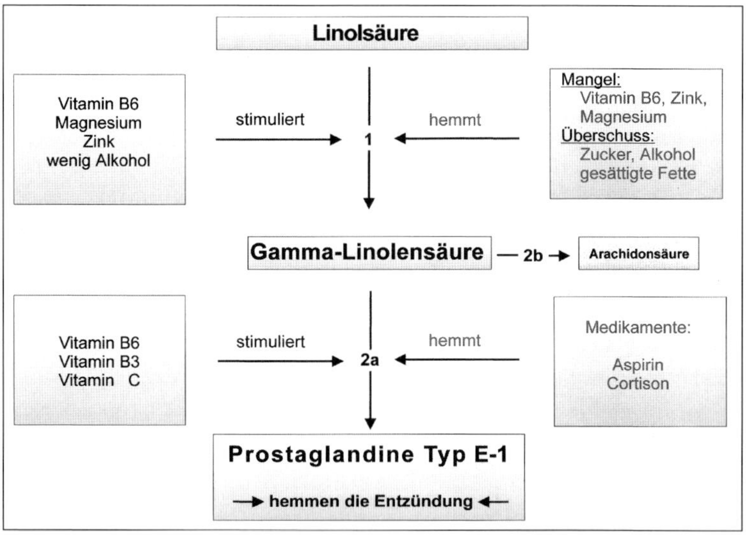

Abb. 2: *Die Linolsäure wird über das Zwischenprodukt Gamma-Linolensäure weiter zur Arachidonsäure bzw. zu den entzündungshemmenden Prostaglandinen Typ E-1 abgebaut.*

Fettsäure-reiche Ölgemische. Einerseits verleihen diese Säuren den Zellwänden Geschmeidigkeit, Elastizität und Festigkeit. Fehlen diese Säuren in unserer Nahrung und genießen wir dafür überreichlich gesättigte Fette (Schweinefett, Wurstwaren, Salami etc.), so enthalten die Zellwände mehr gesättigte Fette. Die Wände verlieren an Geschmeidigkeit und die Zelle selbst ihr Reaktionsvermögen sowie die Fähigkeit, entzündlichen Reaktionen entgegenzuwirken. Andererseits sind sie die Hauptakteure jeglicher entzündlicher Vorgänge im menschlichen und tierischen Organismus. Bei einer Entzündung werden aus der Arachidonsäure entzündungsfördernde und aus den „Fischölen" mehrheitlich entzündungshemmende Botenstoffe freigesetzt. Sie halten sich gegenseitig in Schach (Abb. 1).

Diese Kenntnis gilt es zu nutzen und in ein praktikables Konzept umzusetzen:

• Niederhalten der „feindlichen Armee":	Arachidonsäurearme Lebensweise
• Nachschub an „Kämpfern" drosseln:	Mässigung im Linolsäureverzehr
• Ausbau der „Verteidigung":	Nahrungsergänzung mit Fischöl und Vitamin E
• Stärkung der „Logistik":	Vitamine, Mineralien, Spurenelemente
• Einschleusen von „Guerillakämpfern", die mit Störaktionen den Feind auf seinem Boden bekämpfen:	Antioxidantienreiche Ernährung gegen freie Sauerstoffradikale (Brokkoli, Kohlarten, Grüntee).
Selen als starkwirkendes Antioxidans	

Bis weit in das 19. Jahrhundert hinein waren in unserem Körper Omega-6 und Omega-3 Fettsäuren gleich starke Gegner. Man nimmt an, daß die Verteilung in der Nahrung etwa 1:1 betrug. Andere Autoren berechneten ein Omega-6 zu Omega-3 Verhältnis von 4:1, was wahrscheinlicher sein dürfte. Um 1900 änderte sich das Ernährungsverhalten. Stark linolsäurehaltige Produkte wie etwa Erdnüsse aus Übersee fanden – je länger je mehr – den Weg in die Regale der Lebensmittelgeschäfte. Mit zunehmendem Wohlstand stieg der Fleischverzehr. Seit 1930 und insbesondere seit der Nachkriegszeit verzeichnen wir eine dramatische Zunahme der Omega-6 Fettsäuren in unserer Ernährung. Je nach Interpretation verschiedener Autoren beträgt heute das Verhältnis Omega-6 zu Omega-3 Fettsäuren 8:1 bis 20:1 – bis 20 x mehr Linolsäure als vor 1900! Eine solche Flut an Brennstoffen vermögen unsere Zellen nicht schadlos zu verkraften. Für eine Anpassung des Immunsystems an diese neue Ernährungsform benötigte der Mensch wohl eine Zeitspanne von einigen hundert Jahren.
Hier bahnt sich eine immunologische Katastrophe ungeheuren Ausmaßes an. Ist vielleicht AIDS bereits ein Symptom dieser Zeit? Die Frage ist berechtigt. Die japanische Bevölkerung mit ihrer fischölreichen und fleischarmen Ernährung kennt diese Geiseln kaum: AIDS und Multiple Sklerose sind ihnen nahezu fremd.
Ein ausgewogenes Verhältnis zwischen Omega-6 und Omega-3 Verbindungen ist eine entscheidende Voraussetzung für die Gesundheit. Das Verhältnis von Omega-6 zu Omega-3 sollte von derzeit etwa 8:1 auf 4:1 verändert werden.

Die Bedeutung der Linolsäure

In der Geschichte der Menschheit ist unsere linolsäurereiche Ernährung ohne Beispiel. Ändern wir unsere Verhaltensweise nicht, so ist die „immunologische Katastrophe vorprogrammiert".

Die Linolsäure ist eine ungesättigte Fettsäure und Hauptvertreter der Gruppe der Omega-6 Fettsäuren. Bekannt geworden und hochgepriesen wurde die Linolsäure insbesondere dank ihrer cholesterinsenkenden Wirkung. Bei fettreicher Überernährung sah man darin eine Möglichkeit zur Senkung der Cholesterinkonzentration im Blut. Neuesten Forschungsergebnissen zufolge ist die chemische Struktur leider nicht stabil und neigt zu Oxidation. Oxidierte Fette begünstigen die Arteriosklerose, ein Grund mehr, den Verzehr linolsäurereicher Produkte zu reduzieren.

Linolsäure ist das Speicherfett der Pflanzen und demzufolge in der Pflanzenwelt weit verbreitet. Distelöl ist ein Energiepaket – es besteht zu $^3/_4$ aus Linolsäure. Baumnüsse und Diätmargarine weisen einen Gehalt von über 47% auf. Im menschlichen Körper sind schätzungsweise 500 g Linolsäure gespeichert. Mangelerscheinungen sind mit einer vernünftig durchgeführten linolsäurereduzierten Lebensweise nicht zu befürchten.

Alles, was mit pflanzlichen Ölen, mit Nüssen, Saaten, Samen, Kernen und Körnern zu tun hat, ist linolsäurereich. Ein Korn besteht aus dem Keimling, umgeben von der schützenden, energiereichen und damit linolsäurereichen Umhüllung. Demzufolge wird der Linolsäuregehalt in einem nicht polierten Reiskorn, in einem ganzen Weizen- oder Roggenkorn höher sein als in einem polierten Korn oder in Weizen- oder Roggenmehl mit einem tiefen Ausmahlungsgrad, wo die äußere Umhüllung des Korns teilweise oder weitgehend „weggemahlen" wurde.

Linolsäure ist – bildlich dargestellt – das „Rohöl" und die Arachidonsäure das „Benzin". Je mehr Benzin benötigt wird, je mehr Rohöl wird benötigt. Nun werden aus „Rohöl" auch

nützliche Produkte gewonnen, im Fall der Linolsäure die „Gamma-Linolensäure". Aus Linolsäure wird erst über das Zwischenprodukt Gamma-Linolensäure der eigentliche Brennstoff jeder Entzündung, die Arachidonsäure, hergestellt. Gamma-Linolensäure, reich enthalten in Borretschöl, ist nicht nur Ausgangssubstanz für die Arachidonsäure, sondern paradoxerweise auch für die stark entzündungshemmend wirkenden Botenstoffe Prostaglandine E1 (Abb. 2).
Hier tun sich Fragen auf, die mit unserem derzeitigen Wissensstand nicht schlüssig beantwortet werden können:

1. Welchen Weg nimmt die Linolsäure bei Überangebot:
   mehr in Richtung Arachidonsäure, damit Förderung der Entzündung, oder etwa
   mehr in Richtung Prostaglandine E1, damit Hemmung der Entzündung?

2. Welchen Stoffwechselweg bevorzugt der Körper bei Zufuhr von Gamma-Linolensäure in Form von Borretsch- oder Nachtkerzenöl?
   Richtung Arachidonsäure oder
   Richtung Prostaglandine E1?

3. Besteht bei drastischer Senkung der täglichen Linolsäurezufuhr unter 2 g die Gefahr eines Gamma-Linolensäure Mangels und damit Mangel an den entzündungshemmenden Prostaglandinen E1?

Zunächst einmal wird die Linolsäure auch zur Energiegewinnung herangezogen. Der Abbau der Linolsäure zu Gamma-Linolensäure, ein ohnehin schon harzig vonstattengehender Stoffwechselschritt, wird über einen Rückkoppelungsmechanismus durch steigende Arachidonsäuremengen in der Zellwand selbst gehemmt. Reichlicher Konsum tierischer Fette, Alkohol und Zucker sowie Mangel an Zink, Magnesium und Vitamin B6 wirken hier ebenfalls bremsend. Bei unserer arachidonsäurereichen Ernährung wird der Körper aber ohnehin weitgehend auf die Neusynthese aus Linolsäure verzichten.

Der Abbau der Gamma-Linolensäure zu den entzündungshemmenden Prostaglandinen E1, so nimmt man an, ist insbesondere bei genügender Versorgung mit Zink, Magnesium und Vitamin B6 wohl der gängigere Weg. Die Zufuhr von Gammalinolensäure (Borretsch- oder Nachtkerzenöl) scheint somit bei entzündlichen Prozessen ratsam zu sein. Diese Öle sind aber auch linolsäurereich - besonders das Nachtkerzenöl - und werden zur Therapie bei Neurodermitis und atopischen Ekzemen ausgewählt. Bei chronisch entzündlichen Erkrankungen aus dem rheumatischen Formenkreis und insbesondere bei Multipler Sklerose fand man erniedrigte Werte für Linol- und Arachidonsäure. Offensichtlich werden diese Säuren bei Entzündungen in erheblichen Mengen verbraucht und der Körper wird bestrebt sein, mit allen ihm zur Verfügung stehenden Mitteln aus Linolsäure oder der ihm als Borretsch- oder Nachtkerzenöl angebotenen Gammalinolensäure den Bedarf an Arachidonsäure zu stillen.
Wie dem auch sei, welchen Stoffwechselweg der Körper im Einzelfall auch beschreiten wird, eine generell gültige Empfehlung kann nicht ausgesprochen werden. Es scheint aber ratsam zu sein, und die Praxis bestätigt dies immer wieder, den Linolsäureverzehr vernünftig zu mäßigen, die Gamma-Linolensäure in Form des linolsäureärmeren Borretschöls zuzuführen und mit Fischöl zu kombinieren. Letztlich ist jede Therapie individuell auf den Menschen und seine Krankheit abzustimmen und mit seinem Umfeld in Einklang zu bringen. Die Tagesmenge an Linolsäure soll stets dem Krankheitsgeschehen angepaßt sein. 2g/Tag als absolut unterste Grenze dürfen langfristig nicht unterschritten werden, da sonst Mangelerscheinungen zu befürchten sind. Der Tagesbedarf eines Gesunden wird mit 10g angegeben, vorausgesetzt, die Ernährung beinhaltet genügend Fischöle. Bei Rheumakranken gilt die Empfehlung, die Linolsäure auf 4g pro Tag zu beschränken (MS-Kranke: 2g/Tag), immer im Verein mit Fischölen und Vitamin E. Nach Meinung einiger Fachleute soll der Mitteleuropäer im Durchschnitt 18g Linolsäure pro Tag zu sich nehmen.

Die Bedeutung der Arachidonsäure

Die Arachidonsäure ist ein Abbauprodukt der Linolsäure und kommt ausschließlich im menschlichen und tierischen Organismus vor. Pflanzen fehlt das linolsäureabbauende Enzym. Beim Verzehr von Fleisch beziehungsweise tierischen Produkten im weitesten Sinne führen wir uns nicht nur Linolsäure zu, – Linolsäure ist ja auch in tierischen Produkten durch Aufnahme mit der Nahrung enthalten – sondern gleichzeitig auch den eigentlichen „Brennstoff" für die Entzündung, die Arachidonsäure.
Die Menschen in Industrieländern nehmen mit der üblichen Fleischkost pro Tag etwa 200 bis 400 mg Arachidonsäure auf. Dies bedeutet bei dem empfohlenen Tagesbedarf von 100 bis 150 mg also mehr als doppelt so viel wie die benötigte Menge. Im Körper sind schätzungsweise 30.000 mg gespeichert, Vorräte also für weit über 100 Jahre.
Unübertroffen in der Hitliste ist und bleibt Schweineschmalz mit 1700 mg Arachidonsäure in 100 g. Schweineleber enthält 870 mg, Kalbsleber 350 mg, Eigelb 300 mg und Thunfisch 300 mg. Die Arachidonsäure findet sich also nicht nur in Tieren, sondern auch in Fischen, allerdings in weit geringerem Ausmaß.
Die Arachidonsäure wird im Gegensatz zu anderen Fetten beziehungsweise Fettsäuren kaum zur Energiegewinnung herangezogen, was den geringen Verbrauch erklärt. Nur 10% werden verbrannt, „oxidiert". Die restlichen 90% dienen der Produktion von entzündungsfördernden Botenstoffen. Die Arachidonsäure wird sogar noch besser als andere Fette aus dem Magen-Darmtrakt aufgenommen und auf einem eigenen Transportweg, der die Säure vor Verbrennung schützt, zu den Zellen geleitet.
Recht häufig wird nach einem Grillabend mit reichlich Wurst- und Fleischgenuß am nächsten Tag über Gelenkschmerzen geklagt. Die Erklärung dazu liefert uns die Arachidonsäure: Die überreichliche Zufuhr verursacht einen raschen Anstieg der entzündungsfördernden Botenstoffe. Die gute Nachricht: Diese Botenstoffe sind kurzlebig (1-3 Tage), ebenso die Dauer des Schmerzschubs.

Erst auf Befehl „von oben", das heißt beim Eintreten einer Entzündung, wird die Arachidonsäure aus ihrer stabilen Verankerung gelöst und zerfällt in die entzündungsfördernden Botenstoffe, allen voran Prostaglandin Typ E2 (Abb. 1 und 3). Neue Forschungsergebnisse zeigen, daß mit einer „Fischöltherapie" die Botenstoffe Prostaglandin-E2 deutlich gesenkt werden können. Mäuse, die 30 Tage mit Linolsäure gefüttert wurden, zeigten einen 250-fachen Anstieg des Prostaglandin-E2. Prostaglandin-E2 führt nicht nur zur Entzündung, sondern bewirkt auch eine Immunsuppression. Es unterdrückt das Immunsystem. Angreifenden Bakterien und Viren bietet das geschwächte Immunsystem somit nur ungenügenden Schutz. Ein geschwächtes Immunsystem ist auch für Allergene sehr viel anfälliger und gerät leichter aus der Bahn. Allergische Erkrankungen, insbesondere Asthma, sprechen daher auf diese Therapieform ebenfalls gut an.

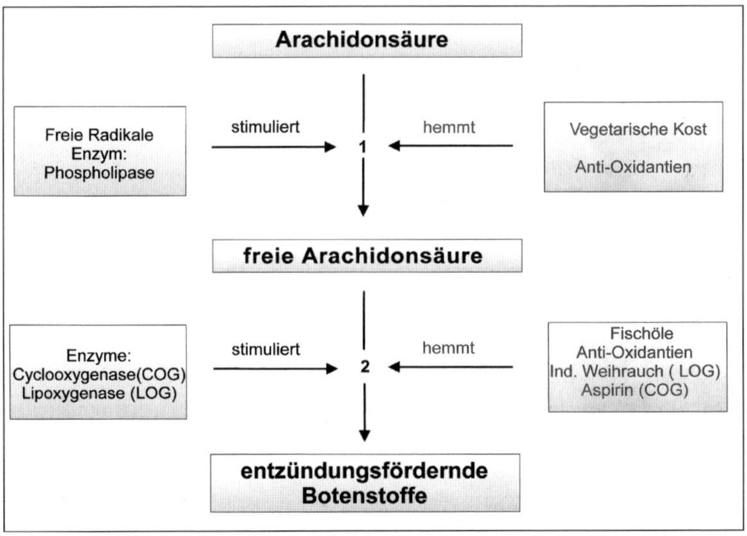

Abb. 3: *Die in die Zelle gebundene Arachidonsäure muß erst in die freie Arachidonsäure übergeführt werden, damit sie wirksam wird.*

Die Bedeutung der Omega-3 Fettsäuren

Seit nunmehr fast Jahrzehnten ist wohl bekannt, daß die beiden Omega-6 Fettsäuren Linol- und Arachidonsäure essentiell sind, das heißt, daß sie dem Körper in genügender Menge mit der Nahrung zugeführt werden müssen. Die enorme Bedeutung der drei Omega-3 Fettsäuren Alpha-Linolensäure, Eicosapentaensäure (EPA) und Docosahexaensäure (DHA) und vor allem das Wissen, daß auch diese Säuren für den menschlichen Körper essentiell sind, ist erst seit wenigen Jahren bekannt.

EPA und DHA werden aus der Alpha-Linolensäure hergestellt. Dieser Vorgang ist beim Menschen sehr träge. Angaben darüber sind in der Literatur nur spärlich zu finden. Erwähnt werden „Herstellungszeiten" bis zu 14 Tagen. Ganz anders bei Fischen, insbesondere Kaltwasserfischen: Sie sind befähigt, EPA und DHA rasch und effektiv anzureichern. Sehr reich an Alpha-Linolensäure sind Kaltwasseralgen und das aus Leinsamen gewonnene Leinöl, früher „das Öl des kleinen Mannes" genannt.

Omega-3 Fettsäuren üben eine Schutzfunktion in unserem Körper aus. Die vorbeugende Wirkung bei Herz- und Kreislauferkrankungen ist mittlerweile allgemein anerkannt. Ähnlich dem Aspirin senken sie die Fähigkeit zur Gerinselbildung und beugen so Thrombosen vor, verbessern also die Fließeigenschaft des Blutes. Darüber hinaus senken sie Blutfette, insbesondere die Triglyceride, üben auf den Blutdruck einen regulierenden Einfluß aus und wirken entzündungshemmend. EPA greift direkt hemmend in den Linol-und Arachidonsäure Stoffwechsel ein.

Während EPA mehr für die Entzündungs- und Gerinselhemmung zuständig ist, zeichnet DHA vor allem verantwortlich für vielerlei Gehirn- und Augenfunktionen. DHA ist bereits in der Muttermilch enthalten und ist für die kindliche Entwicklung dieser Strukturen von Bedeutung. Babynahrung auf Kuhmilchbasis ist DHA-frei – was wieder einmal die Bedeutung des Stillens unterstreicht. Mangelerscheinungen zeigen sich in einer deutlich niedrigeren Intelligenz, einem schlechteren

Sehvermögen und einer verzögerten motorischen Entwicklung.
Eine Welle guter Präparate, neutral in Kapselform oder mikroverkapselt in wohlschmeckenden Fruchtsäften, scheinen den Lebertran aus Grossmutters Zeiten endgültig zu verbannen. Die neueste Erfindung ist das Omega-3 Ei. Die Eier algengefütterter Hühner weisen einen deutlich höheren Omega-3 Wert auf. Demgegenüber sind Eier herkömmlich gefütterter Tiere linol- und arachidonsäurebetont. Der Hersteller: „Der goldfarbene, flockenartige DHA-reiche Futtermittelzusatz im Hennenfutter erhöht den DHA-Gehalt von Eiern um bis zu 500 Prozent".

Wichtig!
Ein Zuviel an Omega-6-Fettsäuren verhindert die positiven Wirkungen von Omega-3-Fettsäuren. Diese sorgen für eine Reparatur von altersbedingten Schäden im Nervensystem. Die Deutsche Gesellschaft für Ernährung (DGE) empfiehlt, Omega-6-Fettsäuren und Omega-3-Fettsäuren im Verhältnis 5:1 aufzunehmen. Im Moment ist das Verhältnis etwa 20:1. Schon die Verwendung von Lein-, Walnuß- und Rapsöl, aber auch der Genuß von Kaltwasserfischen können in der Normalkost zur Korrektur beitragen!

Freie Radikale und die Bedeutung der Antioxidantien

In der modernen Medizin hat sich das Schlagwort vom „oxidativen Stress“ eingebürgert. Darunter versteht man all jene Funktionen, die zu einer Steigerung der Bildung freier Radikale beitragen.

Freie Radikale sind sehr reaktionsfreudige kleine Moleküle oder Atome, Fehlprodukte des biologischen Elektronenflusses. Sie sind Nebenprodukte chemischer Umsetzungen und reagieren selbst mit einer Vielzahl anderer Stoffe. Trifft zum Beispiel ein solches Radikal auf eine ungesättigte Fettsäure, so wird diese oxidiert, im Volksmund „ranzig“, und löst selbst unliebsame Kettenreaktionen aus. Arteriosklerose kann eine Folge davon sein. Freie Radikale attackieren die Zellwände, einmal im Zellinneren, auch die Gene, die Erbsubstanz, die ganze Zelle selbst. Die Erbsubstanz der Zelle (DNA) erleidet jeden Tag ca. 10.000 solcher „oxidativer“ Angriffe. Ungeschützt geht die Zelle zugrunde – oder entartet zur Krebszelle. Darüberhinaus lösen freie Radikale die Arachidonsäure aus ihrer stabilen Verankerung und setzen die Entzündung in Gang. Sie sind sowohl Auslöser wie Verstärker jeglicher Entzündung (Abb. 1).
Beim Entzündungskranken zirkulieren demzufolge Unmengen freier Radikale im Blut. Freie Radikale zerstören beim Rheumatiker die Gelenkstrukturen und beim MS-Kranken die Myelinscheide. Ohne die Gegenspieler, die „Antioxidantien“, sind Zellen, Fettsäuren, Proteine und auch Kohlenhydrate den Radikalen gegenüber schutzlos ausgeliefert. Antioxidantien verwandeln freie Radikale zu Wasser und Kohlendioxid und machen sie so unschädlich. Freie Radikale haben auch ihr Gutes: Im Innern der Freßzellen vernichten sie in den Körper eingedrungene Krankheitserreger. Freßzellen sind die „Schutzpolizei“ des Immunsystems. Wir brauchen freie Radikale. Nur im Übermaß und ohne ausreichenden Schutz durch Antioxidantien sind sie verheerend schädlich. Forscher haben

herausgefunden, daß bei 70jährigen Menschen durchschnittlich 30-50% ihres ursprünglichen Proteinbestandes durch die ständige Aggression freier Radikale zerstört wurden. Immer mehr setzt sich die Überzeugung durch, daß es nicht etwa genetische Programme sind, die uns alt werden lassen, sondern die freien Radikale: Sie erst setzen in unseren Zellen die Alterungs- und damit Todesprogramme in Gang.

Freie Radikale entstehen im Körper als Produkt normaler Stoffwechselvorgänge, im Übermaß bei langem Sonnenbaden, bei Ozon-, Smog- und Schwermetallbelastungen, bei Einnahme von Medikamenten (u.a. Antibabypille, Antibiotika), beim Hochleistungssport und beim Rauchen: 1 Zug aus einer Zigarette überflutet die Lunge mit 100 Billionen freier Radikale.

Freie Radikale entstehen aber – wie erwähnt – insbesondere bei entzündlichen Prozessen, in entzündlich veränderten Geweben: bei Multipler Sklerose in der Myelinscheide, beim Rheumatiker in der Gelenkkapsel, bei der Colitis ulcerosa in der Darmschleimhaut und bei der Alopezia areata im Bereich der behaarten Kopfhaut.

Menschen wie Tiere, insbesondere aber die Pflanzen, haben zum Schutz vor freien Radikalen etliche Mechanismen geschaffen. Vögel sind hierin meisterhaft. Dank zahlreicher Radikalfänger haben sie bei ihrer körperlich sehr anstrengen Lebensweise eine verhältnismäßig lange Lebensdauer.

Das antioxidative Schutzsystem des Menschen besteht im Wesentlichen aus drei Teilen:

1. aus einem Enzymsystem, das Selen-, Eisen-, Kupfer-, Zink- und Mangan abhängig ist,
2. aus einem System, das überall dort zum Tragen kommt, wo Fette vorherrschen (Zellwände) und nur funktionstüchtig ist, wenn genügend Vitamin E, Beta-Carotin und Vitamin A vorhanden ist.
3. im wässrigen Milieu aus einem selenabhängigen System.

Erst das Zusammenspiel der verschiedenen, sich zum Teil überlappenden Schutzsysteme vermag die freien Radikale zu bändigen und die verheerende oxidative Kettenreaktion zu unterbrechen. Einige Vitamine und Spurenelemente nehmen als Antioxidantien eine Schlüsselposition ein. Die Wichtigsten sind: Vitamin E und Beta-Carotin in der Zellwand, Vitamin C und das Spurenelement Selen sowohl innerhalb wie außerhalb der Zelle (Abb. 1).

Bei entzündlichen Prozessen wird eine große Menge dieser Schutzstoffe verbraucht. Messungen haben ergeben, daß die Zellen regelrecht an Vitamin E, Vitamin C und Selen verarmen. Vitamin E greift überdies hemmend in den Arachidonsäurestoffwechsel ein, wird dabei selber „oxidiert", also verbraucht, und ist somit als Radikalfänger nicht mehr wirksam. In dieser Situation leistet Vitamin C „Erste Hilfe": Vitamin C regeneriert das verbrauchte Vitamin E, frischt es gleichsam auf. Das hierbei verbrauchte Vitamin C wird nun seinerseits durch Zink, Kupfer und Selen wieder aufgerüstet. Selen als Radikalfänger führt zu einem sparsameren Verbrauch der fettlöslichen Vitamine E, A und Beta-Carotin. Die Umwandlung der aggressiven freien Radikale zu Wasser und Kohlendioxyd gelingt nur im Zusammenspiel aller Antioxidantien. Fehlt Selen, so ist dieser Mangel das schwächste Glied in der Kette und das Schutzsystem in seiner Gesamtheit büßt an Effektivität ein.

In Bevölkerungsgruppen mit verminderten Antioxidantien in der Ernährung besteht ein deutlich erhöhtes Risiko, an Krebs zu erkranken. Bei Krebspatienten wird regelmäßig ein erheblicher Mangel an Selen und Antioxidantien festgestellt, der durch Chemo- und Strahlentherapien noch verstärkt wird.

Nach dem derzeitigen Kenntnisstand sollten Selen und antioxidative Vitamine elementare Bestandteile sein bei der Vorbeugung und Therapie entzündlicher Erkrankungen und Krebsleiden. Die Kombination Vitamin E, Selen und Beta-Carotin verringert nach einer in China durchgeführten Studie nicht nur die Erkrankungshäufigkeit an Krebs, sondern auch an grauem Star. Die Risikoreduzierung beginnt aber erst 1 bis 2 Jahre nach Beginn der Einnahme.

Frisches Obst, Gemüse und Salate enthalten viele natürliche Antioxidantien. Die wichtigsten sind die sogenannten Bioflavonoide. Bioflavonoide sind reichhaltig enthalten im grünen

Tee der Chinesen, in Zwiebeln, im Rotwein, aber auch in Grünkohl, allen voran in Brokkoli. Letzterem wird eine immunstärkende Wirkung nachgesagt. Brokkoli ist für Entzündungskranke mit Abstand das beste Gemüse. Möglicherweise spielen hier Phytokine eine wesentliche Rolle. Phytokine sind Pflanzeninhaltsstoffe, denen die Aufgabe zufällt, die Pflanzen vor den gefährlichen Anteilen des Sonnenlichts, vor Schädlingen und negativen Umwelteinflüssen zu bewahren. Die Rolle der Phytokine im entzündlichen Geschehen ist noch wenig erforscht, dürfte aber in den nächsten Jahren mehr und mehr an Bedeutung gewinnen. Die meisten dieser Pflanzeninhaltsstoffe überstehen, im Gegensatz zu den Vitaminen, sämtliche Zubereitungsprozesse in Koch- und Einmachtöpfen, im Backofen und Mikrowellengerät sowie industrielle Aufbereitungsverfahren und längere Lagerzeiten.

Das komplizierte Zusammenspiel von Tausenden von Substanzen in einer Pflanze wird uns noch lange ein Rätsel bleiben. Einstweilen gilt: Das Ganze ist mehr als die Summe seiner Teile. Im natürlichen Verbund aller Pflanzeninhaltsstoffe, also im frischen, saisongeernteten Obst und Gemüse, entfalten die speziellen Wirkstoffe eine mögliche Heilkraft am besten. Leider aber ist es immer mehr notwendig, unsere Nahrung mit bioaktiven Pflanzenstoffen, Vitaminen und insbesondere Mineralien und Spurenelementen zu ergänzen. Aufgrund der schwermetallbelasteten Umwelt beinhalten Pflanzen immer weniger bioaktive Substanzen. Schwermetalle verdrängen nicht nur im Menschen, sondern auch in Pflanzen etliche Vitamine, Mineralien und Spurenelemente aus ihrer Bindung. Wir verhungern buchstäblich am vollen Tisch.

Noch vor wenigen Jahren hieß es: „Leben ist Chemie". Mit unserem heutigen Wissen über die freien Radikale und den biologischen Elektronenfluß muß man das Leben neu formulieren: „Leben ist Elektronik".

Das 8-Säulen-Konzept der Entzündungshemmung

„Die Patienten haben manchmal mehr Angst vor dem Mißerfolg als vor der nächsten Verschlechterung“

Dr. med. Olaf Hebener

8 Säulen prägen die entzündungshemmende Therapie:

1. Die linol- und arachidonsäurereduzierte Lebensweise als Grundvoraussetzung.
2. Die Nahrungsergänzung mit Fischöl-, eventuell auch Gamma-Linolensäure.
3. Die Vernichtung freier Radikale und Hemmung der Entzündung mit Vitamin E.
4. Die Vernichtung freier Radikale mit Selen.
5. Die Vernichtung freier Radikale mit einer antioxidantienreichen Ernährung.
6. Die Nahrungsergänzung mit Muschelextrakten.
7. Die Immunstärkung mit Vitaminen, Spurenelementen und Mineralien.
8. Die Psychohygiene, weil psychischer Stress das Immunsystem schwächt.

Oberstes Ziel dieser Therapie ist es, dem chronisch entzündlichen Geschehen Einhalt zu bieten. Die Abbremsung erfolgt dabei langsam über Wochen bis Monate, im Gegensatz zu Kortison, das mit einer Vollbremsung verglichen werden kann.
Fratzer, ein deutscher Arzt, publizierte 1982 und 1992 in ausführlicher Form seine theoretischen Überlegungen und praktischen Empfehlungen zur Multiplen Sklerose, zur Entzündung überhaupt. Ihm gebührt unstrittig das Verdienst, die wichtigsten Eckpfeiler dieser Therapie definiert und das Ganze zu einem praktikablen Konzept aufbereitet zu haben.
Nach dem Tod Fratzers führte Dr. med. Olaf Hebener sein Werk weiter. Sein Verdienst ist es, die Erkenntnisse Fratzers

nicht nur wissenschaftlich untermauert, sondern das Konzept in langjähriger Praxis perfektioniert zu haben. Auch wenn nach dem derzeitigen wissenschaftlichen Stand der Erkenntnisse etliche Fragen noch offen sind, so darf nach nunmehr mehr als 10-jähriger Erfahrung doch mit Bestimmtheit festgehalten werden, daß chronische Entzündungen mit der Ernährung und entsprechenden Nahrungsergänzungsmitteln positiv beeinflusst werden können. Leichte Entzündungszustände erfahren bereits mit einer Kostumstellung eine Besserung. Bei schweren Verlaufsformen kommt man um die zusätzliche Verabreichung von Fischöl, Vitamin E u.a. nicht umhin. Wenn wir zu schnell auf ein Hindernis zufahren, sind wir gezwungen, entsprechend kräftig auf die Bremsen zu treten, das heißt, je aktiver die Entzündung ist und je länger sie dauert, um so mehr Fischöl, Vitamin E, Selen u.a. werden wir zusätzlich zu unserer Nahrung einnehmen müssen. Die Aussicht, nach 3-6 Monaten, mitunter aber bereits nach 4 Wochen, eine deutliche Linderung des gesamten Beschwerdebildes zu erfahren, ist groß.
Für die im Grundkonzept der Therapie verankerten Wirkstoffe ist eine Vielzahl von Präparaten verfügbar. Aktuell ist zu achten auf Produkte mit hervorragender Qualität und mit umfangreicher Langzeiterfahrung. Fischöl und Muschelextrakte sollen aus kontrollierter Zucht entstammen und nachweislich ständigen Qualitätskontrollen bezüglich bakterieller Verunreinigung und der Belastung mit Schwermetallen unterliegen.
Es ist nicht leicht, das 8-Säulen-Konzept selbständig ohne ärztliche Führung umzusetzen. Ungünstige Begleitumstände gilt es auf jeden Fall zu berücksichtigen:
Psychische Belastungen, Belastungen mit Schwermetallen, Immunblockaden durch Pilze und Parasiten (besonders zu beachten bei der rheumatoiden Arthritis), gestörter Säure-Basenhaushalt, Belastungen mit Darmgiften bei Fäulnis- und Gärungsstühlen (klebrige, stinkende Stühle), Mängel an gewissen Mineralien, Spurenelementen und Vitaminen. Nahrungsmittelallergien beziehungsweise -unverträglichkeiten sind bei vielen Erkrankungen ungünstig richtungsweisend. Sehr häufig liegt keine Unverträglichkeit im engeren Sinne

vor, sondern es ist nach Vorstellung der Chinesen der Charakter des Nahrungsmittels, der nicht zum Krankheitsbild paßt. Viele Menschen haben im chinesischen Sinne eine „schwache Mitte", insbesondere chronisch Kranke. Kalte Speisen und Rohkost. schwächen das „Qi" der Mitte, wogegen wärmende Speisen das „Qi" stärken. Jogi-Tee ist vom Charakter her kräftig yangbetont und belebt die Mitte.

Die erste Säule: Die arachidon- und linolsäurereduzierte Lebensweise als Grundvoraussetzung

Oberstes Prinzip jeder Art von Diät – „Diaita" ist griechisch und heißt Lebensweise – ist die Lebensfreude.

Das Wichtigste vorneweg: Die Einhaltung einer „brennstoffreduzierten" Kostform darf niemals in unüberwindlichen Stress ausarten. Die Frage „Was darf und kann ich den überhaupt noch essen" ist völlig unbegründet. Es geht auch nicht darum, kurzzeitig spektakuläre Erfolge zu erzielen, wie dies mit Heilfasten durchaus möglich ist. Unterlassen Sie es tunlichst, sich und ihre Ernährung von heute auf morgen in einer Art Kraftakt umzukrempeln. Gehen Sie die neue Aufgabe mit heiterer Gelassenheit an, unterlassen Sie es aber tunlichst, die Linolsäure nun als Feind Ihrer Krankheit zu betrachten und gänzlich aus Ihrer Ernährung zu verbannen. Das kann in's Auge gehen und Ihrer Gesundheit mehr schaden als nützen.
Betrachten Sie erst einmal Ihre Ernährung mit kritischem Blick und lernen Sie, welche Nahrungsmittel linol- und arachidonsäurereich sind. Lassen Sie schon mal fettes Fleisch und stark fetthaltige Milchprodukte beiseite. Gewinnen Sie erst einmal Freude an dieser neuen Lebensweise, werden Sie ein „Linolsäurespezialist«. Das ist Phase Nummer eins.
In der zweiten Phase lernen Sie, Nahrungsmittel mit viel Linolsäure durch linolsäurearme Produkte zu ersetzen: Quark tauschen Sie aus mit Magerquark und Edamer 40% mit Eda-

mer 20%. Anstelle der Margarine verwenden Sie Butter und so weiter.
Erst in einer dritten Phase sollten Sie sich die Frage stellen, auf welche Produkte Sie gut verzichten können, um die Linolsäurezufuhr, falls immer noch zu hoch, weiter zu drosseln.
Wir werden uns im folgenden nur der Linolsäure zuwenden und die Arachidonsäure als rein tierisches Produkt in die Berechnungen nicht mit einbeziehen. Hohe Linolsäurewerte in tierischen Nahrungsmitteln gehen immer einher mit hohen Arachidonsäurewerten. Bei zwei Magerfleischmahlzeiten pro Woche und Bevorzugung magerer Milch- und Milchprodukte ist der Forderung nach Arachidonsäurearmut bereits mehr als Genüge getan.
Oberstes Erfordernis im Ernährungsplan ist also immer die Fettarmut, egal, um welche tierischen oder pflanzlichen Nahrungsmittel es sich handelt. Der Einstieg in diese Ernährungsweise muß behutsam erfolgen sonst sind Mißerfolge und Verstärkung der Beschwerden oder Schwächezustände vorprogrammiert.
Im weiteren Verlauf ist der Fett- beziehungsweise Linolsäuregehalt den individuellen Bedürfnissen und dem Beschwerdebild anzugleichen. Die Erfahrung zeigt, daß MS- und Rheumakranke nach 6 Monaten genau wissen, welche Nahrungsmittel ihnen gut tun und welche nicht. Vorsicht ist geboten bei schwachen und untergewichtigen Kranken. Butter und etwas Olivenöl oder Leinöl, gegebenenfalls Walnüsse, müssen fester Bestandteil ihrer Ernährung sein.
Die Veränderung des Fettsäuremusters in den Zellwänden und die Anreicherung mit Fischöl erfordern Zeit, Wochen bis Monate. Daraus folgt, daß einmalige Kostfehler keine Umkehrwirkung zurück in Richtung Arachidonsäure bewirken. Eine arachidonreiche Mahlzeit führt aber innerhalb von 24 Stunden zu einer deutlichen Ausschüttung der entzündungsfördernden Botenstoffe Prostaglandine-E2. Glücklicherweise werden diese Entzündungsförderer aber innerhalb von 2-3 Tagen wieder abgebaut. Die Beschwerden nach einer arachidonsäurereichen Mahlzeit (Grillabend) sind demzufolge nicht anhaltend und dauern meist nur 2-4 Tage.

Praktische Umsetzung im Alltag

Zunächst geht es erst einmal darum, die gewohnte Nahrung auf den Fettgehalt, genauer gesagt den Linolsäuregehalt, zu überprüfen. Eine gute Haushaltswaage ist dabei zumindest zu Beginn ein unverzichtbares Instrument. Wenn der Linolsäuregehalt der eigenen Nahrungsmittel und das individuelle Portionengewicht einmal bekannt sind, so darf die Waage ruhigen Gewissens in den Schrank gestellt werden. Es ist aber nützlich und informativ, wenn Sie sich vorerst einmal die Mühe machen, die Nahrungsmittel eines ganzen Tages abzuwiegen und daraus den ungefähren Linolsäuregehalt zu berechnen. Bedenken Sie dabei: Die Natur lebt. Die Analyse eines Hartweizenkorns aus Amerika wird aus klimatischen und etlichen anderen Gründen gegenüber einem Korn aus der Toscana einen abweichenden Linolsäurewert aufweisen. Pro 100 g Hartweizenmehl werden Werte von 100 mg bis zu 840 mg genannt. Infolge der großen Schwankungsbreite kann der Tages-Linolsäuregehalt nur als ungefährer Schätzwert berechnet werden. 2.000 mg pro Tag sind dabei die unterste Grenze, die keinesfalls unterschritten werden sollte.

Der Idealwert für Rheuma- oder MS-Kranke ist stark individuell und hängt von der Krankheitsaktivität und natürlich vom Menschen selbst ab: Schwache, „atrophe" Kranke und solche mit einem erhöhten Kalorienbedarf benötigen mehr Linolsäure als „Vitale" und Übergewichtige. Rheumatikern wird bis zu 4.000 mg Linolsäure pro Tag empfohlen, ein Wert, der auch für Gesunde seine Gültigkeit hat. Letztlich ist aber das Verhältnis von „Feind zu Freund" entscheidend, nämlich das Verhältnis der Omega-6 Fettsäuren (Linol- und Arachidonsäure) zu den Omega-3 Fettsäuren (Fischöl). Das Verhältnis wird mit 4:1 angegeben. Aufgrund der geringen Rate an Entzündungskrankheiten in Japan – die Bevölkerung dort ernährt sich im Verhältnis 4:1 – wurde dies als Standard definiert.

Die Versorgung mit Fischölen ist hierzulande unzureichend und zudem nicht unproblematisch. Reich an guten Fischölen sind nicht die einheimischen Fische, sondern vielmehr die Kaltwasser-Meeresfische. Diese wiederum sind stark mit Schadstoffen, vor allem Quecksilber, belastet.

Einem Gesunden mit täglichem Fleischverzehr muß die Nahrungsergänzung mit gereinigtem Fischöl in Kapselform dringend empfohlen werden, sofern er nicht gewillt ist, seinen Fleischkonsum auf zwei Mahlzeiten Magerfleisch pro Woche zu beschränken und auch auf Wurstwaren fast gänzlich zu verzichten.

Vegetarier haben es leichter als Fleischesser. Bei ihnen wird es wahrscheinlich bereits genügen, Weizenbrot durch Roggenbrot oder noch besser Kartoffelbrot zu ersetzen, eierfreie Hartweizenteigwaren zu bevorzugen, anstelle von Margarine Butter zu verwenden und vor allem die linolsäurereichen pflanzlichen Öle, in erster Linie Distel- und Sonnenblumenöl, zu meiden und nur Leinöl oder Olivenöl beschränkt anzuwenden. Erdnüsse und besonders Walnüsse (Baumnüsse) sind, wie auch Avocados, reich an pflanzlichen Fetten. Der Verzehr ist auf gelegentlichen Appetit darauf zu beschränken. Dies gilt ebenso für Körnerbrot wie für die Verwendung von ausgemahlenem Vollkornmehl.

Wer sich nach diesen Prinzipien ernährt, der darf essen und genießen, bis er satt ist. Geringe Gewichtsverluste von 1-3 kg in den ersten drei Monaten sind die Regel. Verluste über dieses Maß hinaus schwächen und müssen, insbesondere bei MS-Kranken, vermieden werden.

Für viele ist das weichgekochte Ei zum Frühstück eine liebgewonnene Tradition. Eier wie auch Eierteigwaren und -speisen sind linolsäurereich und sollten nur eingeschränkt werden. Ein Hoffnungsschimmer am Horizont: das bereits erwähnte Omega-3 Ei. Der Verzehr dieser Eier in welcher Form auch immer darf leicht gelockert erfolgen.

Das Prinzip der entzündungsarmen Lebensweise – Eine Zusammenfassung

Linolsäure pro Tag:	Niemals längere Zeit unter 2000 mg pro Tag!
Unbedingt meiden:	Margarine und linolsäurereiche Pflanzenöle wie Distel- und Sonnenblumenöl Fettes Fleisch und fettige Milchprodukte: Allgemein gilt: Maximal 20g gesättigte Fette pro Tag
Vorsicht:	Fleisch im allgemeinen. Erlaubt: 2x/Woche Rinderfilet, Lammfilet oder Hühnerbrust Ölfrüchte Alle fettreichen Produkte Alkohol: Wenig Rot- (oder Weißwein) pro Tag sind erlaubt Schokolade, Eigelb Avocado, Mais, Hülsenfrüchte, Vollkornprodukte
Linolsäurearm:	Eierfreie Hartweizenteigwaren Kartoffelbrot Butter, Olivenöl, Leinöl: Erlaubt in vernünftigen Mengen
Praktisch linolsäurefrei:	Kartoffeln, Gemüse, Obst Bananen Orangen Zucker (Verzehr trotzdem stark einschränken), Honig, künstliche Süßstoffe (Aspartam unbedingt vermeiden Stevia (Pulver oder Extrakt): Hervorragender rein pflanzlicher Süßstoff Milchprodukte mit weniger als 1,5% Fett
Sehr empfehlenswert:	Einheimische Fische Saisonobst Saisongemüse
Keine Einschränkung:	Gewürze Kräuter Alkoholfreie, zuckerlose Getränke

Diätfehler:	Einmalige Diätfehler (Einladungen) fallen nicht ins Gewicht. Bei Diätfehlern zusätzlich eine Kapsel Fischöl einnehmen. Anhaltende Diätfehler führen innerhalb von Tagen bis Wochen zu einer Verschlechterung des Krankheitsbildes. Je konsequenter und dauerhafter ein Patient die Ernährungshinweise befolgt, desto schneller und massiver reagiert er auf Fehler bei der Linol- und/oder Arachidonsäurezufuhr.
Geschwächte Kranke:	Eine strenge linolsäurereduzierte Diät kann bei geschwächten, „atrophen", untergewichtigen Kranken zu Schwäche führen. Die Intensität der Diät ist den Gegebenheiten anzugleichen.
Immer beachten:	Nahrungsmittelallergie beziehungsweise -unverträglichkeit. Achten auf „maskierte" Allergien: Heißhunger auf ein bestimmtes Nahrungsmittel kann Hinweis auf Allergie sein

Als mögliche Symptome eines „extremen" Linolsäure-Mangels werden genannt:

- Ekzematöse Hautveränderungen
- Haarausfall
- Degeneration von Leber und Niere
- Wasserverlust durch die Haut mit Durstgefühl
- Austrocknen der Drüsen
- Infektanfälligkeit
- Wundheilungsstörungen
- Sterilität des Mannes, Fehlgeburten bei Frauen
- Arthritis-ähnliche Beschwerden
- Herz-/Kreislaufbeschwerden
- Wachstumsverlangsamung
- Verhaltensstörung

Bei mindestens 2 g/Tag und „gelegentlichen Diätfehlern" sind diese Nebenwirkungen nicht zu befürchten.

Die zweite Säule:

Nahrungsergänzung mit Fischölkapseln

Der tägliche Minimalbedarf eines gesunden Menschen an den Fischölen EPA und DHA lag nach bisheriger Erkenntnis bei 100 mg, gut abgedeckt mit 2-3 Meerfischmahlzeiten pro Woche, was aber bei weiten Teilen der mitteleuropäischen Bevölkerung sicher nicht die Regel sein dürfte. Die neuesten Empfehlungen lauten anders: 150 bis 400 mg für Gesunde, für Herz-, Kreislauf-, MS- oder Rheumakranke bis 3000 mg täglich. Wer nicht auf gesättigte Fette (Wurstwaren, Käse) verzichten will, muß besonders sorgfältig auf ein ausgewogenes Omega-6 zu Omega-3 Verhältnis achten und einen höheren Fischölkonsum anstreben. Aufgrund der erheblichen Schadstoffbelastung ist von Meeresfischverzehr in großem Ausmaß abzuraten. Statt dessen ist es sinnvoller, unsere Nahrung mit hochgereinigten Fischölpräparaten zu ergänzen, immer in Kombination mit Vitamin E, welches die Oxidation der Fette verhindert. Fischölkapseln können bei Fettunverträglichkeit Aufstoßen bewirken (Kapseln auf mehrere Mahlzeiten verteilen). Andere Nebenwirkungen sind bei 3-4 g pro Tag nicht zu erwarten.

Die dritte Säule:

Vitamin E: Vernichtung freier Radikale und Hemmung der Entzündung

Vitamin E, eines der wichtigsten Antioxidantien in unserem Körper, gelangt immer mehr in den Mittelpunkt des Interesses. Neben seiner bedeutenden Rolle als Radikalfänger besitzt der bis vor kurzem noch abschätzig als „Modevitamin mit Phantasieindikationen“ abgetane Stoff ausgeprägte entzündungs- und sogar zellhemmende Eigenschaften. Vitamin E hemmt die Bildung der entzündungsfördernden Botenstoffe, die aus der Arachidonsäure entstehen. Die Fakten sind so überzeugend, daß Vitamin E grundsätzlich bei allen entzündlichen Geschehen in das Therapiekonzept mit einbezogen werden soll. Dabei ist die Therapie, im Gegensatz

zu den nichtsteroidalen Antirheumatika, auch in hoher Dosierung optimal verträglich. Vitamin E vermag sogar eine durch Antirheumatika geschädigte Magenschleimhaut wieder zu regenerieren. Allerdings mehren sich nach bisher unbestätigten Berichten die Verdachtsmomente, wonach Vitamin E in sehr hohen Dosen die immunologische Reaktion, d.h. in diesem Falle die Entzündung verstärken kann. Bis hier Klarheit herrscht, soll die Dosis von Vitamin E bei entzündlichen Erkrankungen dem Grad der Entzündungsaktivität angeglichen werden.
Bei Patienten mit rheumatoider Arthritis findet sich in der Gelenkflüssigkeit häufig ein erheblicher Vitamin E-Mangel. Folge davon ist ein verminderter Schutz gegen den oxidativen Stress und damit Zellschädigung oder gar Zerstörung durch freie Radikale. Entzündung und Schmerz nehmen in der Folge zu, was wiederum die Bildung freier Radikale fördert. Vitamin E vermag diesen Teufelskreis wirkungsvoll zu unterbrechen. Mehr noch, Vitamin E verhindert auch die Oxidation der verschiedenen Fettsäuren in der Zellwand. Hochdosiertes Vitamin E kann chemische Schmerzmittel ersetzen beziehungsweise deren Verbrauch erheblich einschränken.
Als Antioxidans wird Vitamin E selber oxidiert und ist als Radikalfänger und Entzündungshemmer dann nicht mehr wirksam. Vitamin C regeneriert Vitamin E und macht es wieder einsatzfähig. Beim Einsatz von Fischöl wird zusätzlich Vitamin E verbraucht. In keinem Fall darf Fischöl allein ohne ausreichenden Vitamin E-Zusatz verabreicht werden.

Die vierte Säule:

Die Vernichtung freier Radikale mit Selen

Selen ist ein „Radikalfänger" und neben Jod auch von zentraler Bedeutung für eine optimale Schilddrüsenfunktion. Selenmangel ist in unserer Bevölkerung weitverbreitet, da die Böden selenarm und ausgelaugt sind. Einheimisches Getreide ist arm an Selen. Infolge vermehrter Einfuhr von amerikanischem Weizen in den letzten Jahren haben sich die Selenwer-

te in der Schweiz etwas verbessert, da der Selengehalt in amerikanischen Böden höher als in Mitteleuropa ist.
Bis Mitte der 50er Jahre war die Bedeutung des Selens als Spurenelement für den Menschen praktisch unbekannt. Lange Zeit wurde heftig darüber gestritten, in welchem Umfang Selen denn tatsächlich benötigt wird und inwieweit dieser Bedarf mit der täglich zugeführten Nahrung gedeckt werden kann. Die Frage scheint nach dem heutigen Erkenntnisstand entschieden. Gesunde Menschen benötigen jeden Tag $^1/_{10}$ mg und Patienten mit chronischen Entzündungen die 2-3fache Menge. Herz- und krebskranke Menschen haben ebenfalls einen erhöhten Selenbedarf, der aus der Nahrung allein nicht ausreichend gedeckt werden kann. Der Selengehalt im Serum von Patienten mit rheumatoider Arthritis, wie generell bei allen entzündlichen Erkrankungen, ist erniedrigt. Selen wie auch die antioxidativen Vitamine C und E sind effektive Stimulatoren des Immunsystems.

Die fünfte Säule:

Die Vernichtung freier Radikale mit einer antioxidantienreichen Ernährung

Pflanzen, die wichtigsten Hüter unseres Lebens, stehen mit ihrem Wurzelwerk gut verankert nahezu unbeweglich in der Erde. Im Laufe der Evolution waren sie daher gezwungen, eine riesige Menge von Anpassungs- und Abwehrstoffen gegen vielerlei schädigende Umwelteinflüsse zu entwickeln. Man schätzt die Zahl dieser sogenannten „sekundären Pflanzeninhaltsstoffe" auf über 100.000! Durch den Verzehr von Obst und Gemüse bedienen wir uns des wohl größten Schatzes, den die Natur uns zu bieten vermag, des pflanzlichen antioxidativen Schutzsystems.
Eine Geige macht noch kein Orchester. Auch wenn das „Lycopin", der rote Tomatenfarbstoff, noch so ein guter Radikalfänger darstellt, die sekundären Pflanzeninhaltsstoffe entfalten ihre volle Wirkung erst im Verbund untereinander. Meister unter den Radikalfängern sind die Kohlarten, allen voran

Brokkoli. Empfohlen werden 1 Obst- und 2 Gemüseportionen täglich, insgesamt mindestens 400 g gemischtes Gemüse, am besten im Dampfkochtopf schonend gegart.
Nehmen wir uns die Chinesen als Beispiel: 4-5 Tassen grüner Tee pro Tag verlängern das Leben. Die in ihm enthaltenen Tee-Polyphenole wirken außerordentlich stark als Radikalfänger: Bereits 30 Minuten nach dem Genuß von 300 ml grünem Tee steigt das Antioxidationspotential im Blutplasma um 41-48% an.
Eine gute Nachricht für Rotweintrinker: Rotwein ist reich an Antioxidantien. Und nun die schlechte Nachricht: Für die Entfaltung einer antioxidativen Wirkung genügen bereits 10 ml! Solarienbenützer/innen sei geraten, 30 Minuten vor Beginn eine kleine Zwiebel zu verspeisen (Zwiebeln sind sehr reich an antioxidativen Wirkstoffen) oder etwas Rotwein zu trinken, zumindest aber sich eine Tasse grünen Tee zu genehmigen. So geschützt darf man der Radikalendusche durch die UV-Bestrahlung etwas gelassener entgegensehen!

Die sechste Säule:

Nahrungsergänzung mit Muschelextrakten

Die grünlippige Meeresmuschel Perna Canaliculus wird in Neuseeland in speziellen Wasserkulturen gezüchtet. Ständige Qualitätskontrollen des Wassers sind erforderlich um absolute Sauberkeit zu garantieren. Muscheln sind die „Saubermacher" der Meere. Sie filtrieren Wasser und reichern in ihrem Fleisch neben wertvollen Heilsubstanzen auch Schadstoffe an. Einzig das Schalentier Perna Canaliculus reichert in seinen Keimdrüsen heilende Substanzen in genügender Menge und vor allem in der mengenmässig richtigen Zusammensetzung an. Versuche mit anderen Muscheln schlugen fehl, sie zeigten bei Rheuma keine Wirkung. Zu einem bestimmten Zeitpunkt des jährlichen Entwicklungszyklus wird der Muschel ein Keimdrüsenextrakt entnommen. Der Extrakt weist einen hohen Gehalt an Mineralien, B-Vitaminen, Aminosäuren, Omega-3 Fettsäuren und Glucosaminen auf.

Die Wirksamkeit bei Arthritis gilt mittlerweile als gesichert. Der Wirkmechanismus ist weitgehend unbekannt und Gegenstand laufender Forschungen. Die entzündungs- und schmerzhemmende Wirkung scheint zweitrangig zu sein. Spekuliert wird über eine Wirkung, die nicht gegen die Entzündung selbst, sondern vielmehr gegen die Ursache, gegen die überschießende Immunreaktion, gerichtet ist. Rattenversuche zeigten ein höchst interessantes Ergebnis: Eine Arthritis-Entzündung besserte sich, während eine x-beliebige andere Entzündung auf den Muschelextrakt nicht ansprach. Es gelang bisher nicht, die Wirkung bei Arthritis einer einzelnen Substanz zuzuschreiben. Der Extrakt wirkt nur als Ganzes. Neue Studien lassen aber jetzt doch eine gewisse entzündungshemmende Wirkung vermuten, möglicherweise im Zusammenhang mit den „Glykosaminen". Die Rolle von Glykosaminen im entzündlichen Geschehen ist noch umstritten. Glucosamine fördern die Gesundheit von Gelenken und die natürliche Fähigkeit des Körpers, Bindegewebe aufzubauen. Sie sind ein natürlich vorkommender Bestandteil in den Gelenkknorpeln.

Bei der Therapie mit Muschelextrakten bessern sich Rheumabeschwerden in der Regel nach drei Wochen, gelegentlich schon nach einer Woche, seltener erst nach 3 Monaten. Wie bei vielen anderen Therapien ist auch hier eine Erstverschlimmerung in den ersten Tagen bis Wochen nach der Einnahme nicht auszuschließen. Die Schmerzphase klingt im allgemeinen aber nach wenigen Tagen ab und der Patient darf dann mit einer stetigen Besserung rechnen. Substanzbedingte Nebenwirkungen sind nicht zu befürchten. Auf Meeresfrüchte allergische Personen sollten die Möglichkeit einer allergischen Reaktion nicht außer acht lassen. Berichtet wurde über allergisch bedingte Schwindelgefühle, Übelkeit und Hautausschlag.

Muschelextrakte sind infolge ihrer regulierenden Eigenschaft primär angezeigt bei Arthrose und Arthritis, aber grundsätzlich auch bei jeder anderen Entzündung.

Die siebente Säule:

Die Immunstärkung mit Vitaminen, Spurenelementen und Mineralien

Ohne ausgewogene, an Obst und Gemüse reiche Ernährung geht es nicht, häufig aber auch nicht ohne zusätzliche Gabe von Vitalstoffen, den Vitaminen, Spurenelementen und Mineralien.
Mit den Schadstoffen in unserer Umwelt müssen wir zwangsläufig leben. In den Pflanzen, im Gemüse, das wir essen, verdrängen Schwermetalle wie Blei, Cadmium, Zinn und Quecksilber die Vitalstoffe aus ihrer Bindung. Wir essen zunehmend leere Nahrungsmittel, verhungern an vollen Töpfen, wie es Hans-Günter Berner in seinem gleichnamigen Buch schön beschreibt. Unsere Ernährung enthält heute zum großen Teil erheblich weniger Vitalstoffe als noch vor 15 Jahren. Früher beschränkte sich die Vitalstofftherapie auf die Erkennung und Beseitigung von einzelnen Nährstoffmängeln. Heute steht die Harmonisierung des Netzwerks als Ganzes im Vordergrund.
Die Vitalstoffe stehen untereinander wie ein komplexes Zahnradsystem in Verbindung: Ein Rädchen bewegt und beeinflußt die ganze Maschine. Auf eine ausgewogene und chemisch reine Basismischung kommt es an und nicht auf Megadosen einzelner Vitalstoffe. Ausnahmen sind hohe Dosen von Vitamin E bei Entzündung oder Vitamin C bei beginnender Erkältung. Trotzdem, eine breitgefächerte Vitalstoffergänzung ist immer eine gute Basistherapie. Vitalstoffe, allen voran Zink, halten das Immunsystem fit. Viele wirken als Radikalfänger, besonders Vitamin C, Vitamin E, Selen und Beta-Karotin.
Die Erfahrung im Umgang mit Rheuma- und MS-Kranken hat gezeigt, daß die Therapie nach dem 8-Säulen-Konzept wesentlich besser greift, wenn immunstärkende Vitalstoffe zusätzlich eingenommen werden. Ein gutes Präparat wäre hier beispielsweise Nutrient 950 (P.E.). Die Vitalstoffmischung ist breit und ausgewogen und zeichnet sich durch eine ungewöhnliche chemische Reinheit aus.

Die achte Säule:

Die Psychohygiene, weil psychischer Stress das Immunsystem schwächt

„An meinem Zustand kann ich vielleicht nichts ändern, aber an den Vorstellungen darüber schon“

Sarah Warnock,
amerikanische Basketballspielerin
und MS-Patientin

Psyche und Immunsystem sind – wie auch immer – eng miteinander gekoppelt, die Bindeglieder erst teilweise erforscht. Vitamin B6 und Vitamin C üben hier regulierende Einflüsse aus.
Ein kranker Mensch darf erst dann auf Heilung oder Besserung hoffen, wenn er die Kraft aufbringt, sich aus den Fängen seiner Krankheit zu lösen, wenn die schweren Ketten familiärer, beruflicher oder anderer Probleme fallen. Erst die tiefe Überzeugung, daß die Krankheit Freund und nicht Feind ist, ebnet den Weg zur Besserung. Krankheiten sind Botschaften, Signale aus der Tiefe unseres Körpers und der Seele. Sie wollen uns sagen: „Es ist etwas schief gelaufen. Korrigiere es!“ Therapieversager sind Kranke, die es nicht schaffen, sich ihrer Bürden zu entledigen.
Wenn der Schmerz, die Krankheit selbst, ein Schrei nach Anerkennung darstellt, ist man als Arzt weitgehend machtlos. Die Befreiung muß von innen kommen. Wille, Einsicht und viel Geduld ebnen den Weg. Jeder Mensch muß seine individuelle Form der Lebensführung finden, um die Krankheitsbereitschaft des Körpers herabzusetzen. Alle Methoden der Entspannung sind dabei hilfreich. Ein gesunder, schmerzfreier Schlaf ist gleichsam als Basis jeglicher Therapie von größter Wichtigkeit. Ohne eigene aktive Mitwirkung an der Gesundung ist das Tun des Arztes von vornherein zum Scheitern verurteilt.

Das „brennstoffarme“ Reis- und Dinkel-Müsli

fettarm
linolsäurearm

Das Reis- und Dinkelmüsli wurde speziell für die fett- beziehungsweise linolsäurearme Ernährung von MS- und Rheuma-Kranken entwickelt. Sowohl die Zutaten als auch das spezielle, besonders schonende Herstellungsverfahren ermöglichten die Entwicklung eines Müslis, das bei hohem Vitamin- und Nährstoffgehalt sowie ausgezeichneter Bekömmlichkeit einen geringstmöglichen Linolsäureanteil aufweist. Der Gesamtfettgehalt liegt bei unter 1%. Der Linolsäureanteil beträgt nur noch ca. 348 mg/100 g Müsli.
Das Müsli setzt sich zusammen aus weißen Reisflocken, Cornflakes, ungeschwefelten Sultaninen, Trockenfruchtstücken (Aprikosen, Bananen, Erdbeeren, rote Johannisbeeren, Himbeeren, Heidelbeeren) sowie Dinkelflocken.

100 g Müsli enthalten durchschnittlich:

kcal	334	Vitamin A	37 ug
kj	1419	Vitamin B 1	77 ug
Eiweiß	6.2%	Vitamin B 6	0.22 mg
Kohlenhydrate	75.7%	Niacin	1.6 mg
Fett	0.72%	Folsäure	0.14 mg
Linolsäure	348 mg	Ca-Panothenat	0.71 mg

Die Angaben können rohstoffbedingten Schwankungen unterliegen.

Serviervorschlag:

ca. 50 g Müsli	= ca. 174 mg Linolsäure, ca. 167 kcal / 710 kj
ca. 150 g Joghurt (1,5%)	= ca. 62 mg Linolsäure, ca. 75 kcal / 315 kj
Mahlzeit gesamt:	ca. 236 mg Linolsäure, ca. 242 kcal /1025 kj

Das Müsli kann beim Autor, Dr. med. Jürg Eichhorn, bezogen werden.

Empfehlenswert ist der Verzehr des Müslis mit fettarmem Joghurt (1,5%). In dieser Kombination entfaltet sich das Fruchtaroma am besten und die Knusprigkeit bleibt lange erhalten.

Wichtig!
Bei Kuhmilchunverträglichkeiten können Sie auf Schafsmilch- oder Ziegenmilch-Joghurt ausweichen. Anstatt Reisflocken können Sie auch Amaranth- oder Quinoa-Getreide in Flockenform verwenden. Selbst Hirseflocken oder kaltgewalzte Haferflocken in kleinen Mengen eignen sich.

Die Rezepte für die Rheumadiät

Vorbemerkungen

Der Rezeptteil gliedert sich in verschiedene Rubriken. Die Rezepte dazu habe ich so zusammengestellt, daß es möglichst viel Abwechslung gibt. Eine Diät soll Spaß machen und vor allem soll sie hervorragend schmecken. Nur so ist es möglich, selbst als chronisch Kranker eine eingeschränkte Kostauswahl zu genießen, bei der auch die ganze Familie mitmachen kann, ohne auf kulinarischen Genuß verzichten zu müssen.

Die Rezepturen wurden auf vegetarischer Basis mit Fischgerichten erstellt. Die Zutaten sind das Wichtigste. Bei Obst geht es um natürliche Sonnenreifung, bei Gemüse, Salat und Getreide um biologischen Anbau. Unzweifelhaft stecken in diesen natürlichen Produkten mehr Vitamine und Mineralstoffe sowie mehr Kraft und Geschmack als in allen herkömmlich produzierten Produkten.

Die Küchentechnik ist entscheidend. Es nützt nämlich nicht viel, wenn fettarme Lebensmittel ausgewählt werden, dann aber völlig falsch und nicht zeitgemäß zubereitet werden. Wir wissen heute, daß zuviel Fleisch gegessen wird und daß sich die Qualität im Vergleich zu früher verschlechtert hat. Die Pflege, Haltung und Fütterung der Tiere hat sich entscheidend geändert. Das sind aber die wichtigsten Kriterien für beste Qualität.

Es ist für die meisten Menschen kein Problem, mit Fleisch oder Fisch ansprechende Speisen zuzubereiten. Schwieriger wird es jedoch, wenn man Fleisch und Fisch weglassen muß und man trotzdem noch ein köstliches Gericht zubereiten will. Fett soll reduziert werden, Eigelb fällt weg, auch Käsesorten und Milchprodukte sollen im Fettgehalt reduziert werden. Hier wird die Kreativität zweifelsohne mehr gefordert als bei unbeschränkter Verfügung über die gesamte Produktpalette.

Genießen Sie Ihre Mahlzeiten, nehmen Sie sich Zeit dazu und seien Sie sich dessen bewußt, welch wunderbarer Vorgang diesbezüglich in unserem Körper stattfindet. Ich habe die Rezepte so aufgebaut, daß sie leicht bekömmlich sind, damit Sie sich nach dem Genuß immer noch wohlfühlen. Dies kann man nämlich durch entsprechende Zusammenstellung der Lebensmittel sehr stark beeinflussen.

Einen guten Appetit und viel Spaß beim Zubereiten der Gerichte wünscht Ihr

Peter Mayr
Gesundheitszentrum Golfhotel
am Wörthersee

Das Wichtigste für die Zubereitung

Beim richtigen Einkauf fängt alles an. Das ist zwar nicht immer einfach, die Mühe wird sich aber lohnen. Mit der Qualität der Zutaten steht und fällt das Essen.

Getreide

Biologisch angebautes Vollkorngetreide ist wohl das Wertvollste, was Sie nehmen können. Der Idealfall sieht so aus, daß man sich immer die Menge an Getreide zu feinem Mehl mahlt, die gerade benötigt wird. Dazu brauchen Sie eine kleine Getreidemühle. Der Geschmack Ihrer selbstgemachten Brote wird sich lohnen und wertvolle Inhaltsstoffe gibt es obendrein. Achten Sie darauf, daß Sie immer auf feinster Stufe mahlen, sonst haben Sie mit der Flüssigkeitsmenge Probleme. Feines Mehl braucht mehr Flüssigkeit als grobes Mehl. Die Ballaststoffe werden dabei gleich mitgeliefert. Getreide und Getreidemehle am besten in Holzbehältern mit Deckel lagern. Dem Dinkel als Urform des Weizens ist der Vorzug zu geben. Wer keine Mühle hat, kauft sich das frisch gemahlene Mehl zum baldigen Gebrauch im Reformhaus.

Kartoffeln

Nehmen Sie für Suppen und Saucen immer mehlige Kartoffelsorten. Die festkochenden sind als Beilage dienlich. Der Anbau und die Qualität der Kartoffel ist entscheidend für den guten Geschmack. Im Rezeptteil werden die Basen-Gemüsesaucen mit pürierten Kartoffeln gemacht. Das hat den Vorteil, daß man kein Mehl zum Binden benötigt und die Saucen leicht bekömmlich sind. Für Kartoffelteige ist es ratsam, die Kartoffeln in Folie gewickelt im Backofen zu garen, weil dadurch die Feuchtigkeit verdunstet. Zu dünne Saucen können mit einer weichgedämpften, pürierten Kartoffel gebunden werden. Kartoffeln sollten nicht gekocht, sondern (möglichst mit der Schale) im Kocheinsatz gedämpft werden, dadurch verlieren sie im Kochwasser nicht an Geschmack. Kalte Kartoffeln nehmen nichts mehr auf, deshalb wird ein guter Kartoffelsalat warm angemacht.

Salat

Salate sollten vor dem Hauptgericht gegessen werden. Auch hier ist der ungespritzte Anbau entscheidend für guten Geschmack. Für Salate benötigt man kaum Rezeptvorschläge, da die Mischungen von guten Blattsalaten fast immer gleich sind. Ein guter Kartoffelsalat oder Krautsalat kann nicht großartig verändert werden. Wohl kommt es aber auf die Marinade an, ob der Salat schmeckt oder nicht. Dafür benötigen Sie einwandfreies Olivenöl aus Erstpressung oder andere kalt gepreßte Pflanzenöle. Leinöl ist zwar wertvoll, eignet sich aber wegen des starken Eigengeschmacks nicht gut. Leinöl kann jedoch unter warme Kartoffeln gemischt werden. Es ist immer noch zuwenig bekannt, daß der Verzehr von Salat am Abend ungünstig ist, weil dies zu Gärungen im Darm führt. Rohkostsalate sind daher tagsüber wichtig, sollten aber am Abend gemieden werden. Dafür steht Ihnen eine Reihe von gekochten Salaten und Gemüsen im Rezeptteil als Antipasto- oder warme Vorspeise zur Verfügung.

Gemüse

Biologisch angebautes Gemüse schmeckt einfach besser als konventionell angebautes. Dieses Gemüse ist Grundvoraussetzung für eine gute Gemüsebrühe oder Gemüsesud. Das Gemüse sollte je nach Jahreszeit ausgewählt werden, in der warmen Zeit leichte Gemüse, im Winter Wirsing und Kohlgemüse. Tomaten schmecken nur in der Saison wirklich gut. Im Winter ist ein Tomatensalat gar nicht hinreißend. Bei allen Rezepturen werden Sie eine Gemüsebrühe finden, die als Aufguß verwendet wird. Kaufen Sie einfach eine größere Menge

Gemüse und frieren Sie es kleingeschnitten mit dem dazugehörigen Grün in kleine Beutel verpackt ein, um in kurzer Zeit eine frische Brühe machen zu können. Diese Brühen werden statt Rindersuppen, Hühnersuppen oder Fischsuppen in der Rheumaküche verwendet. Im Notfall haben Sie auch die Möglichkeit, Wasser mit pflanzlicher Streuwürze zu einer Gemüsebrühe herzustellen. Die Intensität einer - mit frischem Gemüse - selbstgemachten Brühe können Sie aber nicht erreichen. Um Fett zu sparen wird bei einzelnen Rezepten Gemüse püriert und damit gebunden.

Küchenkräuter

Frische Kräuter sind in der guten Küche nicht wegzudenken. Sie sorgen für den abgerundeten Geschmack der Speisen und sind zudem dekorativ. Wichtig ist, daß Frischkräuter nicht zu lange mitgekocht werden, weil sie sonst ihre Farbe verlieren. Das geschieht auch, wenn Kräutersuppen oder Kräutersaucen im Kochtopf abgedeckt werden. Thymian und Rosmarin sind weniger empfindlich als Basilikum oder Kerbel. Tomaten mit Mozzarella oder eine gute Fischspeise ohne Basilikum kann ich mir kaum vorstellen. Wenn keine frischen Kräuter auf dem Markt zu haben sind, gibt es die Möglichkeit, Kräuter in Öl eingelegt zu kaufen. Sie halten sich wochenlang im Kühlschrank. Durch den Schutz des Öls behalten diese Kräuter ihren vollen Geschmack. Getrocknete Kräuter hingegen werden immer mit den Speisen mitgekocht, damit sie ihr Aroma entfalten können.

Obst

Heimisches, voll ausgereiftes Obst und Beeren schmecken zur jeweiligen Erntezeit am Besten. Dabei ist entscheidend, daß das Obst unter Einwirkung der Sonnenkraft voll gereift ist. Sicher waren Sie schon oft über den Geschmack enttäuscht, wenn Sie eine schöne Ananas oder Mango zur falschen Zeit auf dem Markt gekauft haben. Abgesehen von den frisch eingeflogenen Früchten ist alles andere unreif geerntet und dementsprechend fad im Geschmack. Da der Apfel bei uns wächst und sich gut lagern läßt, ist er auch für den Winter das ideale Obst. Obst sollte einen großen Stellenwert in unserem täglichen Speiseplan einnehmen. Bedenken Sie aber, daß Obst am Abend ungünstig ist, da es als gärungsfreudig bekannt ist. Übertreiben Sie auch nicht mit frisch gepreßten Obstsäften, die grundsätzlich immer mit etwas Wasser verdünnt werden sollten.

Frischmilch und Milchprodukte

Entrahmte Milch (1,5%-0,1% Fett) oder fettarme Sauermilchprodukte (1,5% Fett) wie Magerjoghurt, (0,1% Fett) Sauerrahm mit 10% Fett oder Sahne mit 10% Fett sind in unserer Rheumadiät empfehlenswerter als Vollmilchprodukte mit 3,5%-43% Fett.
Bei. bestehender Kuhmilchunverträglichkeit empfehle ich Schafsmilch oder, auf vegetarischer Ebene, Hafermilch, Reismilch oder Sojamilch. Anstatt Butter kann man auch, falls nötig, auf Pflanzenmargarine ausweichen. Halbfettbutter hat ebenfalls nur halb soviel Fett und damit halb soviel Kalorien als normale Butter (100 g Halbfettbutter beinhalten 382 kcal, 4,0 Ew, 40 g Fett, 4 g KH, 115 mg Ca, 0,9 g Linolsäure). Da der Schmelzpunkt die Verdaulichkeit bestimmt und die Butter bei ca. 45° C bereits braun wird, sollten Sie nie in Butter anbraten, wohl aber anschwitzen. Dabei soll das Produkt keine Farbe bekommen. Butterschmalz kann etwas höher erhitzt werden. Oft ist es auch zweckmäßig, Butter zur Hälfte mit Öl zu mischen. Auf Reformhausmargarine wurde im Rezeptteil nicht zuletzt wegen des hohen Linolsäuregehalts verzichtet. So wird mit mäßiger Zugabe von Butter gekocht.

Käse und Quark

Fettgehaltsstufen bei Käse werden als „Fett in der Trockenmasse“ angegeben. Bei der Herstellung von Käse ist Trockenmasse die Masse, die nach dem Entzug von Wasser übrig bleibt. Die internationale Skala der Fettgehaltsstufen reicht von einem Wert bis 9,9% Fett i.Tr.
für die Magerstufe bis zu 60-85% Fett i.Tr. für die Doppelrahmstufe. Der Käse ist ein konzentriertes Milchprodukt mit viel Fett und verlangt daher eine hohe Verdauungsleistung. Daher ist es nicht empfehlenswert, am Abend eine Käseplatte (mit Weintrauben) zu essen. Auch die fetten Quarksorten mit bis zu 40% Fett eignen sich weniger als fettarme Aufstriche aus Magerquark mit 0,3% Fett i.Tr.

Pflanzenöl

Für den Rezeptteil wurde in erster Linie kalt gepreßtes Olivenöl und Leinöl verwendet. An sich ist das frisch gepreßtes Leinöl das wertvollste, doch es hat einen recht eigenwilligen Geschmack und hält sich nur kurze Zeit im Kühlschrank. Daher habe ich viele Gerichte mit Olivenöl zubereitet, wo aber jederzeit, bei kalten oder lauwarmen Gerichten (nicht bei heiß gekochten), die Öle getauscht werden können. Sie sollten mit kaltgepreßtem Öl nicht kochen, können aber fertig gekochte Speisen - auch Suppen - mit ein paar Tropfen Öl vor dem Essen aufwerten. Zum normalen Kochen nehmen Sie am besten den warm- oder heißgepreßten Durchgang der Pressung. Ein Extra Vergine Olivenöl z.B. ist für kalte Zubereitungen (Salat-Dressing) zu empfehlen, ein Olio sasso hingegen zum Kochen. Schon beim Einkaufspreis läßt sich der unterschiedliche Wert der Öle beurteilen. So wird ein gutes Olivenöl aus Erstpressung kaum unter 15 Euro zu bekommen sein.

Brauner Zucker und Honig

Zum Süßen einzelner Gerichte wird Rohzucker oder Honig verwendet. Allerdings kann damit sparsamer umgegangen werden als gewöhnlich praktiziert. Grundsätzlich braucht man fast die Hälfte weniger Zucker, wenn gut ausgereifte Früchte mit dem Rezept in Verbindung stehen. Das gilt auch für das Herstellen von hausgemachten Marmeladen. Am Abend kann ein mit Honig gesüßter Kräutertee - bei entsprechender Einstellung - hervorragend munden.

Gewürze – Meersalz oder Steinsalz

An sich ist es egal, welches der beiden Salzsorten Sie zum würzen verwenden. Meersalz sollte fein gemahlen sein, denn mit groben Salzkristallen hat man manchmal Probleme. Steinsalz sollte sehr fein gesiebt sein. Beide Salzarten sind nicht so stark industriell bearbeitet wie gewöhnliches Speisesalz. Sie sollten aber grundsätzlich mit Salz sorgsam umgehen und wenig davon verwenden. Bei Pfeffer rate ich Ihnen, diesen nur in der Pfeffermühle frisch gemahlen zu verwenden. Das gleiche gilt für frisch geriebene Muskatnuß, die ich bei meinen Basensuppen und Kartoffelspeisen gerne verwende. Beides ist mit gemahlenen, fertig gekauften Gewürzen nicht zu vergleichen.

Fisch

Frischer Fisch ist Grundvoraussetzung. Die Augen von fangfrischen Fischen sind prall und klar, nicht eingesunken oder trüb. Das Aussehen der Kiemen ist für die Beurteilung des Frischegrades ein besonders wichtiges Kriterium. Am frischesten ist der Fisch, wenn die Kiemen leuchtend rot, die einzelnen Kiemenblättchen klar und deutlich zu erkennen und nicht verschleimt und verklebt sind. Der Geruch des Fisches läßt sich besonders gut hinter dem abgespreizten Kiemendeckel wahrnehmen. Ein frischer Fisch hat keinen sehr ausgeprägten Geruch. Daher kommt auch das Sprichwort: „Der Fisch beginnt beim Kopf zu stinken“. Die Haut des Fisches soll natürlichen Glanz und Farbe aufweisen, nicht verblaßt, ohne Druckstellen und je nach Fischart normal beschuppt sein. Eine frisch gefangene Forelle „blau“ zubereitet wird immer aufspringen, weil die Totenstarre nicht abgewartet wurde. Dabei entsteht durch den Abbau von Milchzucker Milchsäure. Bei Fischen, die auf Eis gelagert werden dauert dieser Prozeß ca. 2 Tage. Allein von der Struktur her ist Fisch ein ideales tierisches Nahrungsmittel, wenn es nicht durch falsche Zubereitung und mit viel Fettzusatz wieder entwertet wird. Die Auswahl fettarmer Fische erfordert auch eine fettarme Zubereitung.

Wissenswertes

Kaltwasserfische sind die wichtigsten Lieferanten von Omega-3-Fettsäuren. Es gibt 2 Gruppen von Fischen:

- die Rundfische
- die Plattfische

Beide werden vom Wasserdruck zusammengehalten. Daher haben Fische ein Grätengerüst und sind von ihrer Struktur her wesentlich leichter verdaulich als Muskelfleisch, das vom Knochenskelett getragen wird. Allerdings liegt der Eiweißgehalt nahezu gleich: 100 g Fleisch oder Fisch beinhalten ca. 18–20 Gramm Eiweiß. Sie sollten sich für das „leichtere Eiweiß“ vom Fisch entscheiden.

Die Rheumadiät auf einen Blick

Nahrungsmitteltabelle

- Meiden sie vorerst Fleisch und Wurst
- Achten sie auf fettarme Auswahl bei Käsesorten
- Achten sie auf fettarme Auswahl bei allen Milchprodukten
- Kaufen sie Vollkorngetreide statt Weißmehl
- Eine eigene kleine Getreidemühle lohnt sich
- Vollkornnudeln, Gebäck, und Teig können ohne Eigelb gemacht werden
- Hartweizennudeln ohne Ei im sind im Handel erhältlich
- Verzichten sie vorerst auf Margarine
- Nehmen sie Halbfettbutter als Aufstrich und zum anschwitzen
- Verwenden sie Leinöl und kaltgepreßtes Olivenöl für kalte Zubereitungen
- Nehmen sie warmgepreßtes Olivenöl zum anbraten der Speisen
- Süßen sie weniger und mit braunem Zucker und Bienenhonig
- Verwenden sie frisches Gemüse je nach Saison und aus biologischem Anbau
- Verwenden sie nach Möglichkeit nur sonnengereiftes Obst je nach Saison, nach Möglichkeit ungespritzt und unbehandelt
- Kaufen sie frische Kräuter zum Würzen der Speisen
- Würzen sie mit wenig Meersalz oder Steinsalz

Der Rezeptteil hat sehr exakte Angaben für kleinste Zutatenmengen. Sie sind die Voraussetzung für die Berechnung der Inhaltsstoffe, die am Ende jedes Rezeptes aufgelistet sind. Diese Berechnung stimmt aber nur dann, wenn Sie sich auch genau an die Mengenvorgaben der mehrmals ausprobierten Rezepte halten. Mit der Zeit haben Sie dann auch mehr Routine bei der Zusammensetzung eines Rezeptes und Sie können auf die „Briefwaage“ verzichten.

Dazu hier einige Hilfsmittel:

1 gehäufter EL Mehl	= 15 g
1 gestrichener EL Honig	= 15 g
1 gehäufter EL Grieß	= 15 g
1 gehäufter EL Bohnen getrocknet	= 20 g
1 gehäufter EL Bohnen gekocht	= 50 g
1 gehäufter EL Stärkemehl	= 15 g
1 gestrichener EL Reis roh	= 15 g
1 gehäufter EL Reis gekocht	= 25 g
2 gehäufte EL Kartoffelpüree	= 90 g
1 gehäufter EL Linsen getrocknet	= 20 g
2 gehäufte EL Linsen gekocht	= 50 g
1/2 Scheibe Vollkornbrot 1 cm dick	= 30 g
1/2 Scheibe Schwarzbrot 1 cm dick	= 25 g
1 Scheibe Knäckebrot dick	= 15 g
2 Scheiben Knäckebrot dünn	= 15 g
1 gehäufter EL Haferflocken	= 10 g
4 gehäufte EL Cornflakes	= 15 g
2 gehäufte EL Nudeln gekocht	= 50 g
3 gehäufte EL Bandnudeln gekocht	= 50 g
4 gehäufte EL Vollkornteigwaren gekocht	= 60 g
7 gehäufte EL Erbsen grün frisch	= 100 g
1 EL Öl	= 5 g
1 TL Öl	= 3 g
1 Hühnerei	= 60 g
(40 g Eiweiß und 20 g Eigelb)	

1 Liter	= ca. 1000 g,
1/4 Liter	= 250 g,
1/8 Liter	= 125 g,
1/16 Liter	= 60 g.

kcal = Kilokalorien, **EW** = Eiweiß, **F** = Fett,
KH = Kohlenhydrate, **Ca** = Calcium (mg),
LinS = Linolsäure, **AraS** = Arachidonsäure

10 konkrete Vorschläge für die Rheumadiät gegen Entzündung

1. Verzichten Sie vorerst für einige Zeit auf Fleischmahlzeiten – je länger, desto besser.
   Meiden Sie Innereien, Wurst und artverwandte Produkte. Durch die Verwendung von Milchprodukten sind trotzdem alle Nährstoffe ausreichend vorhanden. Begrenzen Sie auch später Ihren Fleischkonsum auf zwei Fleischmahlzeiten (max. 100 g) pro Woche.
2. Verzichten Sie auf tierische Fette wie Schweineschmalz, Bratenfett, Gänsefett. Verwenden Sie statt dessen sparsam Halbfettbutter und pflanzliche Öle, möglichst mit günstigen Omega 3-Fettsäuren, z. B. Leinöl, Walnußöl, Sojaöl, kalt gepreßt. Braten Sie mit Olivenöl, für kalte Gerichte nehmen Sie das wertvollere kaltgepreßte Olivenöl. Als Buttterersatz eignet sich – falls nötig – auch Pflanzenmargarine.
3. Essen Sie nicht mehr, als 1-2 Eigelb pro Woche. Verwenden Sie statt dessen nur das Eiweiß von einem Hühnerei oder Sojamehl als Ei-Ersatz-Bindemittel. Achten Sie besonders darauf, keine Teigwaren zu verzehren, die mit Hühnereiern gemacht wurden. Nur deutsche Fabrikate enthalten Hühnerei, die italienischen Produkte (aus Hartweizengrieß) werden ohne Ei hergestellt.
4. Essen Sie zwei- bis dreimal pro Woche ein Fischgericht. Die Omega-3-Fettsäuren im Fischöl sind wirksame Hemmstoffe gegen Entzündungen. Sie verdrängen nicht nur die Arachidonsäure aus den Zellen, sie hemmen auch deren Umwandlung in Entzündungsvermittler. a-Linolsäure aus Leinöl, Walnußöl, Sojaöl und Rapsöl kann zu diesen Hemmstoffen aufgebaut werden und ist deshalb ebenfalls wirksam.
5. Essen Sie täglich Vollkornprodukte zur Versorgung der wichtigen Spurenelemente. z.B. Vollkornbrot, Vollkorn-Dinkelmehl, Vollkorn-Reis, Vollkornnudeln, Haferflocken

zum Frühstück mit Obst oder auch mit einigen Nüssen, Kuchen und Rouladen aus Vollkornmehl.

6. Milchprodukte sind wichtige Kalziumlieferanten: Es müssen aber fettarme Produkte sein, z.B. 1,5%ige Frischmilch, 1,5%iger Joghurt oder Magerjoghurt, 10%ige saure oder 10%ige süße Sahne, Magerquark, fettarmer Frischkäse auch von der Ziege oder vom Schaf. Je niedriger der Fettgehalt (unter 40%) und je bescheidener die Menge, desto besser.
7. Verzehren Sie täglich Obst und Gemüse. Besonders zu empfehlen sind alle Wurzelgemüse (Karotten, Sellerie, Rettich, Petersilienwurzel) und eiweißreiche Hülsenfrüchte, Pilze und kalziumreiche Gemüsesorten wie Lauch, Fenchel, Brokkoli und Grünkohl. Statt Zwiebeln nehmen Sie Schalotten (weniger scharf) oder Jungzwiebeln mit Grün. Obst sollte zum Frühstück und tagsüber (nicht am Abend) gegessen werden. Obstsäfte sollen zur Hälfte mit Wasser verdünnt werden.
8. Antipasti sind kleine Vorspeisen aus Gemüse – lauwarm serviert. Diese schmackhaften Gemüsegerichte sollten Sie tagsüber als kleine Vorspeise oder auch als Hauptspeise genießen. Sie haben damit eine geeignete Alternative zu Rohkostsalaten (gärungsfreudig), die Sie am Abend nicht verzehren sollten. Gemüsesalate in gekochter Form sind nicht mehr gärungsfreudig.
9. Vermeiden Sie Lebensmittel, die Sie nicht vertragen. Jeder weiß für sich am Besten, welche Lebensmittel oder welche Zubereitungsmethode für ihn ungünstig sind, wenn beispielsweise verstärkte Gelenkschmerzen nach dem Genuß einzelner Lebensmittel auftreten. Solche Unverträglichkeiten gibt es auf Getreideprodukte (vorwiegend Weizen), Milchprodukte (Alternative: Schafmilch, Reismilch, Hafermilch, Sojamilch), Schweinefleisch, Orangen, Erdbeeren, Fische und andere Nahrungsmittel.
10. Verzichten Sie auf Alkohol und Nikotin.

* 1 EL Sojamehl mit 2 EL Wasser vermischt ersetzt 1 Hühnerei

Frühstück

Das Wichtigste auf einen Blick

Das Frühstück ist die wichtigste Mahlzeit des Tages. Der ausgeruhte Körper ist aufnahmebereit für neue Nahrung. Vollkornbrote oder Vollkorngebäck aus frisch gemahlenem Getreide kann man beim Vollkornbäcker kaufen oder selber zubereiten. Wichtig ist nur, daß vollwertiges Gebäck auf den Tisch kommt. Natürlich kann zwischendurch auch einmal Gebäck aus Weißmehl gegessen werden, doch soll es nicht täglich auf den Tisch kommen. Die Ballaststoffe im Vollkorngetreide sind für die Verdauung und Ausscheidung sehr wichtig. Nur wenn eine Verdauungsschonung geplant ist, geht man kurzzeitig auf Weißmehlprodukte zurück. Viele Menschen, die Weißmehlkost gewohnt sind, vertragen Vollkornprodukte aus unterschiedlichen Gründen nicht. In diesem Fall ist ein vorsichtiger Übergang angebracht, wonach vorerst nur ein Getreide, z. B. Dinkel, und keine 5-Korn-Getreidemischung zu wählen wäre. Das feine Vollkorn-Dinkelmehl kann anfangs auch zur Hälfte mit Weißmehl gemischt werden, wodurch eine bessere Verträglichkeit gegeben ist.
Als Frühstücksgetränk ist Kaffe bei vielen nicht wegzudenken. Bohnenkaffee ist als „Säurelockerer“ bekannt und sollte daher bescheiden genossen werden. Das Rösten der Kaffeebohne ist entscheidend für die Verträglichkeit. In Fällen, wo gar nicht darauf verzichtet werden kann, ist es einen Versuch wert, echten Kaffee zur Hälfte mit Getreidekaffee zu mischen, bevor man den Sprung zum gesünderen „Häferlkaffee“ schafft. In Wiener Kaffeehäusern wird zum Kaffee immer ein Glas Wasser serviert, wodurch die „Säure“ des Kaffees abgeschwächt ist. Besser bekömmlich jedoch sind gute Kräutertees oder auch unfermentierter grüner Tee.

Die Wahlmöglichkeiten zum Frühstück
(siehe Rezeptteil)

- Malzkaffee, Kaffee, Kräutertee, grüner Tee
- Haferbrei, Müsli mit Früchten, Frischkornbrei, Obst nach Saison (möglichst sonnengereift)
- Vollkorn-Mischbrote, Dinkel-Brötchen, Kuchen, Vollkornbrot
- Fettarme Käsesorten (Hüttenkäse, Kochkäse, Magerquarkaufstrich)
- Ziegen-Frischkäse, Schafs-Frischkäse, Brotaufstrich
- Magerjoghurt, Sauerrahm, entrahmte Milch
- Butter, Halbfettbutter, Marmelade, Bienenhonig zum Tee
- Obst und Gemüse nach Saison

Rezept 1

Dinkelmüsli
4 Portionen

Zutaten
40 g Vollkornmehl
100 g Joghurt entrahmt
100 g Apfel
100 g Beerenobst

Pro Portion:
kcal 87 • EW 2,5
F 0,5 • KH 13,5
LinS 0,2 • Ca 45
AraS 0,0 • Vit C 4
Vit E 0,4

Zubereitung:
Dinkelkorn kurz vorher auf der feinsten Stufe der Getreidemühle mahlen und mit dem Joghurt (oder Sauerrahm 10%) zu einem dicklichen Brei verrühren. Das gut reife Obst kleinschneiden und unter den Getreidebrei mischen. Ist das Müsli zu dick, geben Sie einfach etwas Wasser dazu.

Tip:
Sie können auch Amaranth oder Quinoa (fein gemahlen) für diesen Frischkornbrei nehmen. Anstatt Joghurt kann man zur Abwechslung auch Sauermilch oder Buttermilch verwenden. Orangenfilets, Mango, Papaya, Kiwi usw. können das Müsli immer bereichern.

Rezept 2

Haferflockenmüsli
4 Portionen

Zutaten
- 50 g Haferflocken
- 20 g Honig
- 200 g Apfel
- 100 g Banane
- 120 g Joghurt entrahmt

Pro Portion:
kcal 98 • EW 3,3
F 1,3 • KH 24
LinS 0,4 • Ca 54
AraS 0,0 • Vit C 9
Vit E 0,5

Zubereitung:
Haferflocken (kalt gewalzt) mit Joghurt vermischen, kurz stehen lassen. Apfel und Banane in kleine Würfel schneiden und untermischen. In kleinen Schalen anrichten und mit etwas Banenenscheiben und evtl. ein paar Blättern frischer Zitronenmelisse garnieren.

Tip:
Bereiten Sie sich das Müsli auch ab und zu mit einem anderen Getreide zu. Je nach Saison geben Sie frisches Obst und Beeren dazu.

Hinweis
Zum Frühstück ab und zu einen Obstsalat – das ist ein gesunder Start in den Morgen. Für 4 Portionen nehmen Sie je 100 g Banane, Apfel, Ananas und Weintrauben. Obst schälen und in kleine Würfel schneiden. Mit 50 g grob gehackten Nüssen oder Mandeln mischen und mit dem Saft einer Orange anrichten.

Rezept 3

Brotaufstrich mit Leinöl

4 Portionen

Zutaten
250 g Quark Magerstufe
20 g Zwiebeln
20 g Gewürzgurken
60 ml (60 g) Kuhmilch entrahmt
1 g Paprika edelsüß
20 g Leinöl
1 g Küchenkräuter
Meersalz
½ TL Schnittlauch
½ TL Basilikumblätter
3 Salbeiblätter

Zubereitung:

Quark mit der Milch verrühren. Fein geschnittene Frühlingszwiebeln oder Schalotten und fein gehackte Gewürzgurken und Küchenkräuter unterheben. Alles mit Paprikapulver, Meersalz und Pfeffer gut abschmecken.

Tip:

Wer den Geschmack von Leinöl nicht mag, kann auch Walnußöl oder kaltgepreßtes Rapsöl verwenden.

Pro Portion:
kcal 107 • EW 9,1
F 6 • KH 4 • Ca 96
LinS 0,8 • AraS 0,0
Vit C 1 • Vit E 0,3

Rezept 4

Knoblauch-Kartoffelaufstrich

4 Portionen

Zutaten
300 g Kartoffeln geschält u. gegart
5 g Knoblauch (2 Zehen)
50 g Joghurt entrahmt
100 g Quark Magerstufe
2 g Küchenkräuter
Meersalz
Pfeffer aus der Mühle
Kerbel, Minze, Oregano

Zubereitung:

Mehlige Kartoffeln mit Schale im Kocheinsatz weichdämpfen, pellen und noch heiß durch die Kartoffelpresse drücken. Mit fein zerdrücktem Knoblauch, den frisch gehackten Küchenkräutern und Joghurt mischen. Mit Salz und Pfeffer würzen. Falls die Aufstrichmasse zu dick ist, mit etwas Flüssigkeit (Gemüsebrühe, Milch oder Wasser) verdünnen.

Tip:

Dieser Aufstrich verträgt sich gut mit kalt gepreßtem Leinöl. Falls Sie mehr Kalorien wünschen, mischen Sie ca. 2 EL (10 g) unter die Masse.

Pro Portion:
kcal 78 • EW 5,5
F 0 • KH 13
Ca 54 • LinS 0,0
AraS 0,0 • Vit C 11
Vit E 0,5

Mayrs Küchentechnik

Fettarme Zubereitungstips

Wir alle müssen lernen, mit weniger Fett zu kochen. Dazu gehört aber primär der Einkauf von fettarmen Produkten. Wenn wir das beherzigen, dann haben wir schon gewonnen. Denn durch fettarme Auswahl können zwei Drittel Fett in versteckter Form eingespart werden. Mit den sichtbaren Fetten müssen wir einfach sparsamer umgehen.

Fett sparen beim Zubereiten

Dazu stehen uns speziell beschichtete Pfannen zur Verfügung. Der Wok ist ideal. Es kann auch darin gedünstet oder gedämpft werden. Römertöpfe, Bratfolien oder der Backofen leisten uns ebenfalls dabei wertvolle Hilfe.

Wo steckt das Fett?

Um eine Relation zum Fettverbrauch aufzubauen, empfehle ich Ihnen, am Anfang das Fett abzumessen, bis Sie ein Gefühl dafür entwickelt haben. Wenn Sie beispielsweise einen Teelöffel nehmen und diesen mit Öl füllen, so haben Sie etwa 3 Gramm Fett. Das reicht, um für 4 Personen im Spezialgeschirr zu kochen. Selbst wenn Sie einen Eßlöffel Öl nehmen, sind das nicht mehr als 5 Gramm.

Die Portion Frühstücksbutter

Denken Sie einmal an einen Portionswürfel Butter, der bei jedem Frühstücksbuffet zu finden ist. So ein Würfelchen besteht aus 16 g reinem Fett und 4 g Wasser. Sie könnten also 5 Teelöffel oder 3 Eßlöffel Öl zum Kochen verwenden, um auf die gleiche Fettmenge zu kommen.

Brot und Gebäck

Das Wichtigste auf einen Blick

Nicht jeder hat genug Zeit, selbst Brot zu backen. Köstliches Gebäck gibt es auch beim Vollkornbäcker zu kaufen. Doch kein Gebäck ist mit Selbstgebackenem vergleichbar. Schon der köstliche Duft eines würzigen Brotes oder Kuchens weckt .

Wenn die Rezepte einfach sind und die Zubereitung auch noch schnell geht, gibt es kaum die Begründung mangelnder Zeit. Belohnt werden Sie mit unnachahmlichem Geschmack und gesundheitlichem Wert. Sie können das Brot in 45 Minuten Backzeit fertigstellen und kleine Brötchen schon in 15 Minuten. Bewahren Sie Brot und Gebäck nie in Plastik-Brotdosen oder gar in Plastiksäcken auf. Brot gehört in einen atmungsaktiven Holzbehälter. Wollen Sie auf Vorrat backen, können Sie die Gebäckstücke noch warm einfrieren. Versuchen Sie es einfach einmal!

Sie brauchen dazu:

Biologisch angebautes Getreide,
eine kleine Getreidemühle mit Naturmahlsteinen,
eine kleine Rührmaschine zum Kneten,
ein kleines Brotkörbchen aus Peddigrohr für 1 kg Brotmasse,
einen Backofen mit Umluft und evtl. umschaltbarer Ober- und Unterhitze,
die Freude, Ihr eigenes Brot zu backen und dies zu schätzen.

Wichtig:

Auch Vollkorngebäck kann gut und schlecht schmecken. Es kommt auf die Qualität und Lagerung des verwendeten Getreides an. Ein Getreidekorn kann bei falscher Lagerung muffig und schimmelig werden. Das kann auch passieren, wenn in der Haushalts-Getreidemühle sehr lange Zeit nicht gemahlen und das Mehl vom letzten Mahlen (zwischen den Steinen) ranzig wurde. In diesem Fall muß die Mühle auseinander geschraubt und mit einer trockenen Bürste gut

gereinigt werden. Mahlen Sie immer auf feinster Stufe, denn die Rezepte wurden auch mit feinst gemahlenem Vollkornmehl getestet. Lassen Sie dazu die Getreidemühle ohne Inhalt leer laufen und stellen Sie das Mahlwerk fein, bis Sie das leichte Reiben der Steinflächen hören. Dann nehmen Sie die Einstellung etwas zurück und fixieren die Feststellschraube. Diese Methode ist immer verläßlicher als die Skala.
Getreidemehl sollten Sie in kleinen Holzfässern mit Deckel lagern. Bedenken Sie, daß nicht nur der Nährwert an Inhaltsstoffen bei langer Lagerung abnimmt, sondern auch der Geschmack und Duft des Mehles. Daher nach Möglichkeit kurz vor Verwendung frisch mahlen.

Rezept 5

Hausgemachtes Roggenbrot

1 kg (20 Scheiben à 50 g)

Zubereitung:

1. Das Mehl mischen, Hefe reinbröckeln, Wasser zugeben und mit der Rührmaschine gut verkneten. Gewürze und Salz zugeben und nochmals gut durchkneten.
2. Auf einem bemehlten Brett zu einer Kugel formen und in einem bemehlten Brotkörbchen ca. 1 Std. gehen lassen. Auf ein bemehltes Backblech stürzen und im vorgeheizten Ofen (mittlere Schiene) bei 200°C etwa 45 Minuten backen. Auf ein Gitter stürzen und erkalten lassen. Danach in Scheiben schneiden oder auf Vorrat einfrieren.

Tip:

Als zusätzliche Geschmacksvariante können Sie eine Faust voll gerösteter Kürbiskerne oder Sonnenblumenkerne unter den Teig mischen. Frisch gemahlenes Getreide garantiert viele wertvolle Inhaltsstoffe und besten Geschmack.

Zutaten

300 g Roggen-Vollkornmehl
300 g Weizen-Vollkornmehl (Dinkel)
42 g Hefe
400 ml (400 g) Wasser
Meersalz, Kümmel gemahlen

Pro Scheibe:
kcal 92 • EW 3,3
F 1 • KH 18
Ca 15 • LinS 0,3
AraS 0,0 • Vit C 0
Vit E 0,5

Rezept 6

Zwiebelbrot

1 kg (20 Scheiben)

Zutaten
300 g Roggen-Vollkornmehl
300 g Dinkel-Vollmehl
400 ml (400 g) Trinkwasser
42 g Hefe
50 g Zwiebeln, frisch gedünstet
2 g frische Küchenkräuter
Kümmel gemahlen, Meersalz

Pro Scheibe:
kcal 92 • EW 3,4
F 0,7 • KH 18
Ca 17 • LinS 0,3
AraS 0,0 • Vit C 0,2
Vit E 0,1

Zubereitung:

1. Mehl, lauwarmes Wasser, Salz und die zerbröckelte Hefe in eine Schüssel geben (kurz zuvor frisch gemahlenes Getreide schmeckt am besten). Kleingeschnittene, gedünstete Zwiebeln, Kümmel und gehackte Kräuter zugeben und alles in der Teigrührmaschine zu einem glatten Teig verarbeiten.
2. Den Teig zu einer Kugel formen und in einem bemehlten Peddigrohrkörbchen (Brotkörbchen) etwa 40 Minuten an einem warmen Ort „gehen“ lassen.
3. Brotmasse auf ein bemehltes Backblech stürzen und im vorgeheizten Ofen bei 200° C auf mittlerer Schiene) ca. 45 Minuten backen. Auf einem Gitter auskühlen lassen und in Scheiben schneiden oder auf Vorrat (noch warm) einfrieren.

Tip:

Stellen Sie während des Backens eine kleine Schüssel mit kochendem Wasser in den Backofen. Durch die Feuchtigkeit wird die Brotkruste dann nicht so arg einreißen, Es muß aber etwas Wasserdampf aufsteigen.

Wissenswertes

Sie sollten wissen, dass Zwiebeln roh leichter verdaulich sind als gekocht. Zum einen macht das die Menge: Man kann gar nicht so viel rohe Zwiebeln essen, wie sie etwa in gekochter Form in Gulasch enthalten sind. Zudem gehen beim Kochen die Begleitstoffe verloren und ist auch meist noch Fett dabei. Das gleiche gilt für Knoblauch.

Rezept 7

Buttermilchbrot

1 Laib (30 Scheiben à 50 g)

Zutaten

500 g Weizen-Vollkornmehl (Dinkel)
500 g Roggen-Vollkornmehl
42 g Hefe
40 g Blütenhonig-Mischung
750 ml (750 g) Buttermilch
Meersalz

Pro Scheibe:
kcal 111 • EW 4,4
F 0,8 • KH 21,9
Ca 44 • LinS 0,3
AraS 0,0 • Vit C 0,3
Vit E 0,6

Zubereitung:

1. Mehl mischen und in eine Rührschüssel geben. Hefe hineinbrökeln. Salz und Honig zugeben und mit der warmen Buttermilch zu einem Teig kneten. Ist der Teig zu fest, gibt man noch etwas Flüssigkeit dazu. Dies hängt von der Feinheit des Mehles ab. Mit einer eigenen Getreidemühle bekommen Sie das feinste Mehl. Der fertige Teig muß sich immer leicht und locker anfühlen.
2. Den Teig „gehen" lassen, noch einmal zusammenkneten und einen länglichen Laib formen. Diesen auf ein bemehltes Backblech legen und nochmals kurz „gehen" lassen
3.Das Backblech mit dem Laib in den vorgeheizten Ofen schieben und bei 200° C ca. 35-40 Minuten backen. Den Rand des Brotes evtl. mit zerknüllter Alufolie stützen.
4. Das Brot vom Blech heben und auf einem Gitter erkalten lassen. Dann erst in Scheiben schneiden.

Tip:

Das Brot kann nach dem Auskühlen auch eingefroren werden. Sie können statt Buttermilch auch fettarme Milch nehmen.

Hinweis
Wenn die Teigbeschaffenheit nicht stimmt, ist das Getreide meist grob gemahlen, wodurch die Flüssigkeitsmenge geringer ist als bei fein gemahlenem Vollwertgetreide.

Rezept 8

Brotfladen

10 Roggenfladen

Zutaten
500 g Roggen-Vollkornmehl
500 ml (500 g) Mineralwasser (kohlensäureich)
1 g Küchenkräuter
Meersalz, Anisgewürz

Pro Fladen:
kcal 147 • EW 4,5
F 1 • KH 30
Ca 50 • LinS 0,3
AraS 0,0 • Vit C 0,1
Vit E 0,2

Zubereitung:

1. Roggenmehl, Mineralwasser, Küchenkräuter, Salz und Anis Gewürz in einer Schüssel gut vermischen.
2. Mit einem nassen Eßlöffel 10 gleich große Teigstücke auf ein mit Backpapier belegtes Backblech setzen, mit dem nassen Löffel zu dünnen Fladen (ca. $^1/_2$ cm stark) streichen.
3. Im vorgeheizten Backofen bei 220° C ca. 20 Minuten braun backen.
4. Auf einem Gitter auskühlen lassen (eventuell warm einfrieren).

Tip:

Diese Fladen schmecken am besten, wenn sie aus frisch gemahlenem Getreide hergestellt werden. Abwechslung gibt es durch Zugabe von frisch gerösteten Zwiebeln oder Knoblauch. Anstatt Roggenmehl können Sie auch Dinkel- oder Weizenmehl verwenden. Sie gelingen aber auch mit Quinoa-Mehl oder Amaranth.

Hinweis

Erfahrungsgemäß heizen Backröhren unterschiedlich. Daher sollten Sie die Temperatur anfangs immer höher halten, bis Sie merken, daß die Brotfladen Farbe bekommen. Erst dann kann man die Backtemperatur etwas zurückschalten. Andernfalls trocknet der Fladen aus.

Rezept 9

Knoblauchbrötchen

15 Stück

Zutaten

500 g Dinkel (sehr fein gemahlenes Dinkel-Vollkornmehl)
40 g Butter halbfett/ Milchhalbfett
375 ml (375 g) Kuhmilch entrahmt
42 g Hefe
20 g Knoblauch
2 g Kräutermischung
50 g Hüttenkäse Magerstufe
Meersalz
Kümmel gemahlen

Pro Brötchen:
kcal 126 • EW 5,8
F 2 • KH 21
Ca 37 • LinS 0,0
AraS 0,0 • Vit C 0,1
Vit E 0

Zubereitung:

1. Milch mit Butter erwärmen. Dinkelmehl, Salz, Knoblauch (gepreßt) und Kräuter in eine Rührschüssel geben und die warme Milch mit Butter, Hüttenkäse und zerbröckelte Hefe dazugeben.
2. Mit Hilfe einer Teigrührmaschine alles zu einem glatten Teig kneten und den Teig ca. ½ Stunde gehen lassen, dann zu einer Teigrolle formen.
3. 15 gleich große Stücke abschneiden und zu kleinen Brötchen formen. Die Brötchen auf ein bemehltes Backblech setzen und bei mittlerer Schiene im vorgeheizten Ofen bei 220° C ca. 15–20 Minuten backen.

Tip:

Im Frühjahr können Sie Bärlauch oder Frühlingszwiebel statt Knoblauch nehmen. Achten Sie auch immer darauf, daß die Hitze im Ofen so hoch ist, daß das Gebäck innerhalb der ersten 10 Minuten Farbe bekommt. Andernfalls bleibt es zu lange im Ofen und wird dann trocken.

Wissenswertes

Knoblauch ist als Gewürz und Heilmittel nicht mehr wegzudenken. Es hat neben vielen gesundheitsfördernden Wirkungen auch die Eigenschaft, das Blut zu verdünnen.

Mayrs Küchentechnik

Fett sparen mit dem Wok

Der Wok ist ein asiatisches Kochgeschirr. Durch die Halbkugelform wird sehr wenig Fett gebraucht und Gemüse, das so zubereitet wird, bleibt knackig frisch und vitaminreich. Ich bin der Ansicht, daß wir heimische Zutaten für ein Wokgericht verwenden sollten. Am besten eignet sich der Wok für alle Eintopfgerichte mit Gemüse, Fisch oder etwas Fleisch.

Welchen Wok soll man kaufen?

Beim Kauf eines Wok müssen Sie überlegen, ob sie ihn in der Küche benützen wollen – dieser Wok wird auf dem Herd erhitzt. Wenn Sie aber mit einem Wok dort kochen wollen, wo es keinen Herd gibt – auf der Terrasse, im Esszimmer –, dann brauchen Sie einen mit Thermostat. Der Unterteil des Woks läßt sich so bedienen, als ob Sie eine elektrische Kochplatte benutzen. Die meisten Woks sind heutzutage beschichtet, so daß sie sehr leicht sind und wenig Fett beim Kochen benötigt wird.

1 Teelöffel Öl für 4 Personen

Verwenden Sie für die einzelnen Gerichte im Wok nicht mehr als einen Teelöffel Öl; das ist ausreichend für 4 Portionen. Das Fett kann übrigens auch mit einem Zerstäuber oder einem Pinsel aufgetragen werden.
Die Mahlzeit kann direkt aus dem Wok serviert werden. Natürlich können Sie alle Wok-Gerichte genauso fettsparend in einer beschichteten Pfanne machen – mit dem Wok macht es aber mehr Spaß!

Salate und Salatsaucen

Das Wichtigste auf einen Blick

Auch Salat hat seine Saison. Achten Sie daher beim Einkauf darauf, denn der Geschmack frischen Salats ist unvergleichlich. Nur zu oft sieht Salat gut aus und schmeckt dann eher nach Düngemittel als nach frischem Grün. Bei Feldsalat kann man das besonders gut feststellen, wenn sie einfach daran riechen. Erst wenn das Grundprodukt „Grünsalat" in Ordnung ist, können wir uns über die Wichtigkeit des Öls Gedanken machen.
Die wichtigste Person ist hier wieder der Bauer oder Biogärtner, der ohne chemische Düngemittel auf natürlicher Basis mit den Schädlingen fertig zu werden versucht. Ein Blatt Salat ist eine „dünnhäutige" Sache und bietet daher eine große Angriffsfäche und Aufnahmebereitschaft. Da Salat beim Wässern Inhaltsstoffe verliert, sollte er auch nur kurz in ausreichend kaltem Wasser gewaschen und leicht geschleudert werden.
Bei Salatgemüse verhält es sich nicht anders. Sie sollten Salat nie zu lange in geschnittenem Zustand in sauerstoffreicher Luft liegen lassen. Tomaten und Gurken schmecken im Sommer am Besten, wenn sie im Freiland unter Einwirkung der Sonnenkraft gedeihen können.
Es gibt mittlerweile so viele Salatsorten und -kombinationen, daß ich mich darauf beschränken will, passende Salatdressings anzuführen, die Sie auch auf Vorrat machen können, wenn sie diese im Kühlschrank aufbewahren.

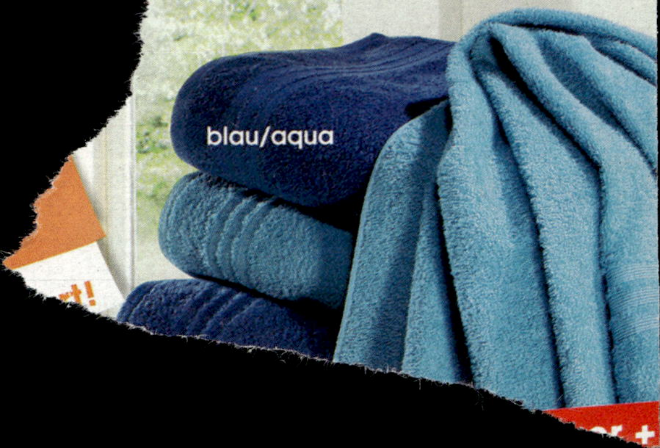
blau/aqua

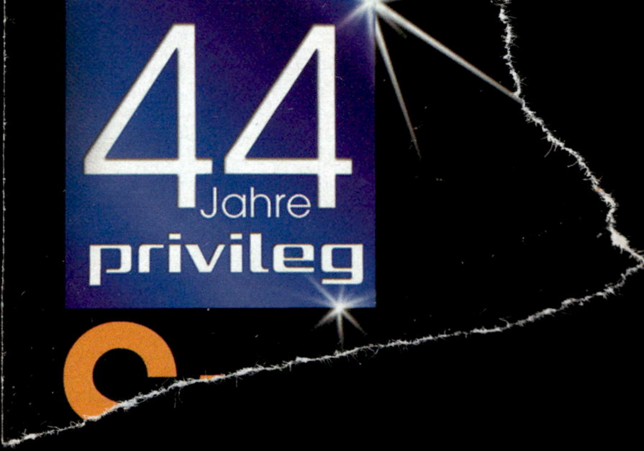
44
Jahre
privileg

Wichtig:

- Verwenden Sie nur kaltgepreßtes Oliven-, Raps-Walnuß-Hanf- oder Leinöl
- Mischen Sie Olivenöl mit Leinöl, wenn Sie den Geschmack des Leinöls nicht sehr mögen
- Kaltgepreßtes Leinöl oder Leinöl aus Erstpressung hält nur einige Wochen lang
- Achten Sie auf das Ablaufdatum
- Verwenden Sie Öl aus Erstpressung nur für Salate, nicht zum Kochen
- Volle Flaschen evtl. im Keller dunkel und kühl lagern
- Angebrochenes Öl in den Kühlschrank stellen
- Olivenöl wird im Kühlschrank fest und sollte ein paar Minuten vorher aus dem Kühlschrank genommen werden.
- Je nach Verbrauch kleine Flaschen oder Dosen kaufen
- Licht, Luft und Wärme verändert Fett, gutes Öl wird ranzig

Zum Salatdressing gehört auch ein guter Essig. Balsamico-Essig wird heutzutage in vielerlei Qualitäten angeboten und zählt wie der Wein zu den absoluten Spezialitäten. Zu einem Kartoffelsalat paßt aber kein im Steineichenfaß gereifter Balsamico-Essig, weil er diesen verfärbt. Für diese Zwecke eignet sich ein natürlich vergorener Apfelessig, der gleichermaßen in Spitzenqualität angeboten wird – aber Vorsicht, auch in minderwertiger Billigform.

Mit der Qualität von Essig und Öl steht und fällt das Dressing. Essen Sie Salat und Salatgemüse tagsüber als wertvolle Vitaminspender. Meiden Sie Salat am Abend, er zählt zur Rohkost und ist gärungsfreudig

Rezept 10

Salatdressing – Grundsauce

Fettarme Salatgrundsauce zum Ableiten
4 Portionen

Zutaten
125 g Joghurt mit Magermilch
3 g Kräuteressig
5 g Knoblauch
2 g Küchenkräuter
Meersalz

Pro Portion:
kcal 16 • EW 1,4
F 0 • KH 2
Ca 52 • LinS 0,0
AraS 0,0 • Vit C 0,9
Vit E 0

Zubereitung:

Joghurt mit sehr fein geschnittenem und zerdrücktem Knoblauch, fein gewiegten Küchenkräutern (Thymian, Basilikum, Petersilie, Oregano) Meersalz und Essig verrühren oder mit dem Stabmixer aufmixen.

Tip:

Dieses Dressing hält sich tagelang im Kühlschrank. Statt Essig können Sie auch Zitronensaft verwenden! 1 TL Senf oder 1 EL Olivenöl macht das Dressing noch würziger.

Rezept 11

Joghurt-Senfdressing

Für Blattsalate - 100 ml
4 Portionen

Zutaten
100 ml Joghurt mit Magermilch
20 g Senf
20 g Weinessig
5 g Zitronenmelisse
0,1 g Pfeffer weiß
Meersalz

Pro Portion:
kcal 16 • EW 1,5
F 0 • KH 2
Ca 43 • LinS 0,0
AraS 0,0 • Vit C 0,8
Vit E 0

Zubereitung:

Alle Zutaten im Mixglas mixen. Zitronenmelisse-Blätter zuletzt kurz mitmixen und mit Salz und Pfeffer aus der Mühle würzig abschmecken. Nach Bedarf kann man 1 EL kaltgepreßtes Olivenöl oder Leinöl (Haltbarkeit ca. 8 Wochen) untermischen.

Rezept 12

Zitrusdressing für Blattsalate

4 Portionen

Zubereitung:

Frischgepreßten Orangen- und Zitronensaft mit Honig und Senf aufmixen. Buttermilch untermischen und das Dressing mit Salz und Pfeffer aus der Mühle gut abschmecken.

Zutaten
30 g Orangensaft
2 ml (2 g) Zitronenessenz
5 g Honig
80 ml (80 g) Buttermilch
10 g Senf mittelscharf
Pfeffer aus der Mühle
Meersalz

Pro Portion:
kcal 16 • EW 0,8
F 0 • KH 3
Ca 25 • LinS 0,0
AraS 0,0 • Vit C 2,6
Vit E 0

Rezept 13

Salatgrundsauce mit Sauerrahm

4 Portionen

Zubereitung:

1. Feingeschnittene Frühlingszwiebeln und Knoblauch mit Joghurt im Mixglas aufmixen. Salzen, Zitronenmelisse-Blätter zugeben und noch einmal gut durchmixen.
2. Zuletzt erst die saure Sahne zugeben und kurz durchmischen.

Tip:

Dieses Dressing hält im Kühlschrank tagelang. Versuchen Sie es auch einmal mit frischen Minzeblättern, Bachkresse oder Kerbel. Wenn Sie 1 EL gutes, kaltgepreßtes Olivenöl oder Leinöl untermischen, wird das Dressing in Bezug auf die Kalorien aufgewertet.

Zutaten
60 g saure Sahne 10% Fett
60 g Joghurt mit Magermilch
2 g Zitronenmelisse
5 g Zitrone
20 g Zwiebeln
5 g Knoblauch
Meersalz

Pro Portion:
kcal 28 • EW 1,3
F 2 • KH 2
Ca 43 • LinS 0,0
AraS 0,0 • Vit C 1,8
Vit E 0,1

Rezept 14

Sauce Vinaigrette

Für Salate und zum Marinieren
4 Portionen

Zutaten
20 g Knoblauch
1 g Estragon
1 g Kerbel
1 g Basilikum
10 g Weinessig
20 g kaltgepr. Olivenöl (oderKürbiskernöl)
Pfeffer aus der Mühle
Meersalz

Pro Portion:
kcal 49 • EW 0,3
F 5 • KH 1
Ca 4 • LinS 0,0
AraS 0,0 • Vit C 0,8
Vit E 0

Zubereitung:

Fein geschnittenen Knoblauch mit Olivenöl, Weinessig und fein gewiegten Küchenkräutern im Mixglas aufmixen und mit Salz und Pfeffer aus der Mühle gut abschmecken. Hält sich tagelang im Kühlschrank.

Rezept 15

Grüne Sauce

Für Salate und zum Marinieren
4 Portionen

Zutaten
10 g Küchenkräuter
50 g Quark Magerstufe
30 g Joghurt entrahmt
10 g Leinöl
Weißer Pfeffer aus der Mühle
Meersalz

Pro Portion:
Kcal 36 • EW 2,1
F 3 • KH 1
Ca 31 • LinS 0,3
AraS 0,0 • Vit C 1,2
Vit E 0,2

Zubereitung:

Magerquark, Joghurt, Leinöl und fein gewiegte Küchenkräuter im Mixglas aufmixen und mit Salz und Pfeffer aus der Mühle gut abschmecken.

Tip:

Achten Sie auf frisch gepreßtes Leinöl und bewahren Sie dieses immer im Kühlschrank auf. Leinöl wird schnell bitter und ranzig! (Haltbarkeit ca. 2 Monate) Früher wurden bei uns Leinöle beim Bauern in eigenen Mühlen gepreßt. Es war das Öl der armen Leute.

Rezept 16

Salsa verde – Grüne Sauce

Zu Gemüse - 8 Portionen (als Vorrat)

Zubereitung:

Den Rotweinessig mit Gemüsebrühe, Salz und Pfeffer verrühren, bis sich das Salz aufgelöst hat. Olivenöl hinzufügen. Die restlichen Zutaten fein schneiden und nacheinander zugeben. Schalotten sind nicht weniger scharf als die Zwiebeln. Kann einige Tage im Kühlschrank aufbewahrt werden.

Wichtig!

Cholesterin kann sich in den Gefäßen ablagern. Diesen Vorgang nennt man Arteriosklerose; er ist Ursache für Bluthochdruck, Herzinfarkt und Schlaganfall. Das Nahrungscholesterin erhöht den Blutspiegel nicht so stark wie lange angenommen. Dennoch ist jeder gut beraten, eine cholesterinbewußte und damit an tierischen Fetten arme Ernährung anzustreben. Denn andere Nahrungsbestandteile, wie die gesättigten Fettsäuren, beeinflussen die Blutfette sehr stark. Sie sind insbesondere in Lebensmitteln tierischer Herkunft enthalten.
Sehr günstig wirkt sich dagegen die einfach ungesättigte Ölsäure aus, die vorwiegend in pflanzlichen Lebensmitteln vorkommt. Sie senkt das schädliche LDL, ohne das gute HDL zu beeinflussen. Omega-3-Fettsäuren, die sich vor allem in Fischöl finden, haben einen sehr positiven Einfluß auf die Triglyzeridwerte und die Fließeigenschaften des Blutes. Zudem wirken sie günstig bei Herzrythmusstörungen und entzündlichen Erkrankungen wie Rheuma. Zur Rolle der Fette bei der Krebsentstehung gibt es nur wenig gesicherte Daten.

Zutaten

30 ml (30 g) Weinessig
150 ml Gemüsebrühe (Rezept 19)
60 ml Olivenöl (Leinöl) kaltgepreßt
10 g Basilikum
20 g Kapernsoße
20 g Pinienkerne
50 g Gewürzgurken
40 g Petersilienblätter
80 g Zwiebeln
5 g Knoblauch
20 g Sardellenfilet tiefgefroren
Meersalz
weißer Pfeffer aus der Mühle

Pro Portion:
kcal 112 • EW 1,7
F 11 • KH 2
Ca 26 • LinS 1,6
AraS 0,0 • Vit C 9,5
Vit E 1,5

Rezept 17

Pesto aus Bärlauch

8 Portionen – Zu Gemüse und Nudeln

Zutaten
20 g Pinienkern
80 g Knoblauch
(Frischer Bärlauch)
80 g Petersilienblatt
120 g Hartkäse Magerstufe
(200 g Parmesan und
50 g Pecorino)
25 g Leinöl kaltgepr.
25 ml Olivenöl
kaltgepreßt
7 g Steinsalz
250 ml Gemüsebrühe
(Rezept 19)

Pro Portion:
kcal 120 • EW 7,4
F 8 • KH 4
Ca 196 • LinS 1,3
AraS 0,0 • Vit C 18
Vit E 1,4

Zubereitung:

Pinienkerne mit Salz in einem Mörser fein zerreiben. Petersilienblätter hinzufügen und ebenfalls im Mörser zerkleinern. Die Mischung in eine Schüssel geben und den geriebenen Käse untermischen. Das Olivenöl mit einem Kochlöffel einrühren.

Tip:

Der kräftige Geschmack des Bärlauchs gibt dieser Paste eine ganz eigenwillige Note. Sie ist sie nicht zu verwechseln mit dem Original, das mit Basilikum und Knoblauch zubereitet wird.

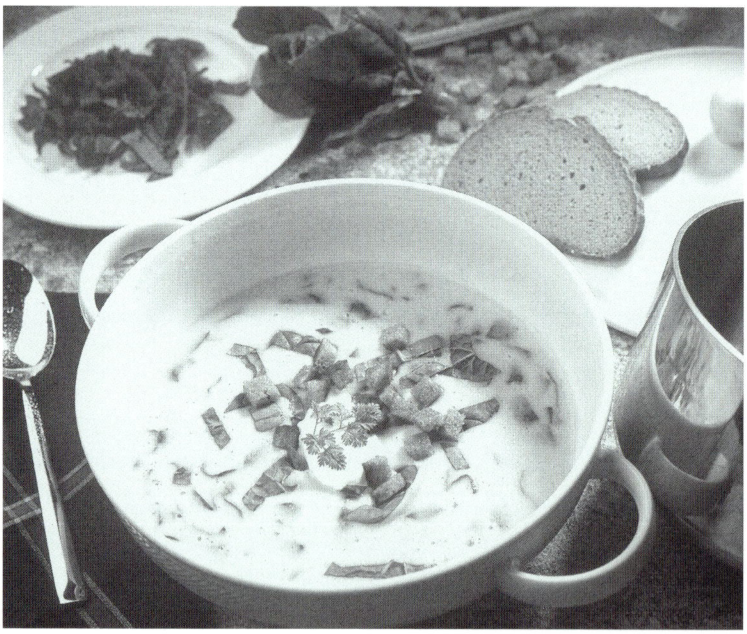

Gemüsebrühe
Gemüsesud
Gemüsebouillon

Das Wichtigste auf einen Blick

Wenn Sie eine wertvolle und gut schmeckende Gemüsebrühe, einen Gemüsefond oder einen Gemüsesud machen wollen, so ist die unbehandelte Qualität des verwendeten Gemüses, durch biologischen Anbau unserer Biobauern, das Allerwichtigste.

Um aus gut gereinigtem Gemüse einen guten Geschmack zu erzielen, ist auch die Mischung der verwendeten Gemüsesorten von großer Bedeutung. Verwenden Sie nur kräftige Gemüsesorten, wie im Rezeptteil angeführt. Zucchini und Auberginen wären für diesen Zweck völlig ungeeignet. Je kleiner das Gemüse mit der gut gebürsteten Schale geschnitten ist, desto kräftiger wird der Geschmack. Verwenden Sie dazu auch das Grüne der Sellerieknolle, vom Fenchel oder Kohlrabi und stellen Sie immer kalt auf. Die Gemüsemischung kann auf Vorrat in kleine Beutel verpackt eingefroren werden.

Da bei den Rezepten mit vielen frischen Küchenkräutern gearbeitet wird, wo zumeist nur die feinen Blättchen verwendet werden, sollten Sie die Stiele dieser Küchenkräuter für die Gemüsebrühe weiter verwenden. Kohlrabi-Gemüse oder Blumenkohl läßt sich besser kochen als dämpfen, daher verwenden Sie den dabei entstandenen Gemüsesud weiter, indem Sie ihn einfach unter die Brühe mischen. Nach längerem Stehen wird die Brühe trüb und schärfer. Das passiert auch, wenn die Brühe am Herd reduziert, d.h. einkocht wird. Daher rate ich Ihnen, die Gemüsebrühe vorerst nicht zu salzen, sie kann dann besser weiter verwendet werden. In dieser Form eignet sich die Brühe auch als Getränk hervorragend. Eventuell kann man ein wenig einer pflanzlichen Gemüse-Streuwürze zugeben, damit der Geschmack abgerundet wird. Wird die Brühe zu einer schmackhaften Gemüsebouillon weiterverarbeitet, so wird auch gesalzen. Mit ein paar Tropfen Sojasauce kann der Effekt einer kräftigen Suppe (ähnlich einer Rinderbrühe) unterstrichen werden. 2-3 Tropfen kaltgepreßtes Olivenöl kurz vor dem Servieren obenauf sorgen dafür, daß nicht mehr Augen hineinschauen als heraus. Das nach dem Absieben zurückbleibende Gemüse kann (aufgefangen durch ein Haarsieb) zur weiteren Verwendung als Aufguß (2. Sud) noch einmal mit kaltem Wasser aufgestellt werden. Danach wird das ausgekochte Gemüse weggeworfen. Die ungewürzte Gemüsebrühe hält sich einige Tage im Kühlschrank und sollte nicht eingefroren werden.

Wenn Sie frisches Gemüse mit kaltem Wasser aufstellen, empfehle ich Ihnen, den ersten Sud wie einen Gesundheitstee zu genießen. Den zweiten Sud nehmen Sie dann zum Kochen.

Rezept 18

Leichte Gemüsebrühe

3 Liter

Zutaten
3 l Trinkwasser
200 g Bleichsellerie
200 g Knollensellerie
200 g Wurzelpetersilie
200 g Möhren
200 g Fenchel
2 Lorbeerblätter
8 Pfefferkörner
Stiele von Küchenkräutern
Selleriegrün

Pro $^1/_4$ l:
kcal 24 • EW 1,5
F 1 • KH 3
Ca 56 • LinS 0,2
AraS 0,0 • Vit C 26
Vit E 1,6

Zubereitung:

1. Sehr sauber gewaschenes oder gebürstetes Gemüse aus biologischem Anbau sehr klein schneiden oder hacken (das Grün mitverwenden), mit kaltem Wasser aufgießen, Gewürze zugeben und zum Kochen bringen.
2. Etwa 20 Minuten köcheln lassen, dann die Brühe durch ein Haarsieb gießen und trinken. Gemüse noch einmal mit kaltem Wasser aufstellen und den nächsten Sud zum Aufgießen einzelner Gerichte verwenden. Erst nach dem zweiten oder dritten Aufguß das Gemüse wegwerfen.

Tip:

Diese Brühe ist bei allen Rezepten die Grundlage statt Rinder- , Hühner- oder Fischbrühe (säurereich). Kräftiger gewürzt, gesalzen und mit 5 Tropfen Sojasauce und kaltgepreßtem Öl abgeschmeckt ist es eine gute Alternative zur Fleischbrühe herkömmlicher Art.

Rezept 19

Kräftige Gemüsebrühe

Grundrezept, geeignet für Gemüsebouillon – 3 Liter

Zutaten
3 Liter Trinkwasser
150 g Lauch
50 g Zwiebeln
200 g Fenchel
200 g Bleichsellerie
200 g Möhren
200 g Wurzelpetersilie
10 g Petersilie
100 g Knollensellerie
5 g vegetarische Streuwürze
5 ml (5 g) Sojasoße
Stiele von Küchenkräutern
Selleriegrün
Fenchelgrün
2 Lorbeerblätter
8 Pfefferkörner
Meersalz

Pro $^1/_4$ l:
kcal 41 • EW 1,9
F 2 • KH 4
Ca 65 • LinS 0,4
AraS 0,0 • Vit C 29
Vit E 1,8

Zubereitung:

1. Das gut gewaschene und eventuell gebürstete Gemüse aus biologischem Anbau mit der Schale und mit dem Grün sehr klein schneiden und mit kaltem Wasser und den Gewürzen zum Kochen bringen. Halbierte Zwiebel rösten und dazugeben (Farbe).
2. Nach ca. 20 Minuten köcheln wird die Brühe durch ein Haarsieb gesiebt und mit Meersalz und Sojasauce (eventuell 3 Tropfen kaltgepreßtem Öl) gut abgeschmeckt. Mit kaltgepreßtem Öl kann man der Suppe „Augen" geben).

Tip:

Gut gewürzt schmeckt die Gemüsebrühe wie eine Rinderbrühe. Alle herkömmlichen Suppeneinlagen können hier Verwendung finden. Bei kleineren Haushalten ist es empfehlenswert, das kleingeschnittene Frischgemüse in kleine Beutel verpackt einzufrieren und dann bei Bedarf immer frisch zuzusetzen. Die Brühe selber eignet sich nicht zum Einfrieren, da sie dunkel und grau wird. Sie hält aber, frisch zubereitet, auch einige Tage im Kühlschrank. Vor neuerlichem Gebrauch mit etwas Wasser verdünnen.

Hinweis
Bereiten Sie immer ausreichend Gemüsebrühe vor. Lassen Sie das gekochte Gemüse in der Brühe und bewahren Sie den abgekühlten Sud im Kühlschrank auf. Dort hält er sich einige Tage.

Rezept 20

Minestrone

6 Portionen

Zutaten
200 g Bleichsellerie
200 g Möhren
300 g Kartoffeln
200 g Erbsen gegart
120 g Bohnen weiß
150 g Blumenkohl
120 g Zucchini
150 g Lauch
400 g Tomaten
20 g Butter halbfett
10 ml (10 g) Olivenöl
2 l Trinkwasser
5 g vegetarische Suppenwürze
80 g Suppennudeln ohne Ei
100 g Zwiebelgemüse (jung)
5 g Knoblauch (2 Zehen)
1 g Petersilie
Meersalz
weißer Pfeffer aus der Mühle

Zubereitung:

Das Gemüse waschen und wie folgt vorbereiten: Staudensellerie, Karotten und Kartoffeln schälen und in Scheiben schneiden. Erbsenschoten und Bohnenkerne auspalen. Blumenkohl in kleine Röschen zerteilen und Zucchini in Scheiben schneiden. Lauch in Ringe schneiden und nochmals waschen. Tomaten abziehen, entkernen und in Streifen schneiden. Butter und Olivenöl in einem Topf erhitzen. Staudensellerie, Karotten, Kartoffeln, Erbsen, Bohnenkerne und Blumenkohl zugeben und würzen. Kurz mitschwitzen, mit Wasser auffüllen, pflanzliche Streuwürze zugeben und aufkochen lassen. Die Nudeln hinzufügen. Nach 5–8 Minuten Zucchini und Lauch beigeben. Inzwischen Zwiebeln und Knoblauch fein schneiden und in einer Pfanne bei mittlerer Hitze glasig schwitzen. Mit den Tomaten und der Petersilie zur Suppe geben und nachwürzen.

Tip:

In Italien reicht man zu dieser Suppe fein geriebenen Parmesan. Diese Suppe kann mit gedämpften Fischstücken auch als Eintopfgericht zu Tisch gebracht werden. Parmesan gibt es auch schon aus Ziegen- oder Schafskäse.

Pro Portion:
kcal 304 • EW 14,5
F 9 • KH 40
Ca 132 • LinS 1,4
AraS 0,0 • Vit C 58,3

Mayrs Küchentechnik

Wie kann Fett reduziert werden?

Versuchen sie, das Fett mit dem Pinsel oder mit der Sprühflasche aufzutragen – oder verwenden Sie hitzebeständige Bratfolie, eine beschichtete Pfanne, den Wok oder den Backofen, wo Sie fettfrei zubereiten können.

Butter für was?

Nehmen Sie Butter als Aufstrich und machen Sie damit Ihren Kuchen. Braten Sie aber nie etwas in Butter, diese würde verbrennen, weil sie einen niedrigen Schmelzpunkt hat. Dieser bestimmt die Verdaulichkeit. Gebräunte Butter ist schwerer verdaulich.

Womit wird angebraten?

Wenn Sie etwas anbraten wollen, verwenden Sie immer warmgepreßte Pflanzenöle dazu, niemals kaltgepreßtes Pflanzenöl. Es wäre zu schade, weil es entwertet wird.

Kaltgepreßte Pflanzenöle wann und wo?

Kaltgepreßte Öle gehören nach Anbruch der Flasche in den Kühlschrank. Wenn Sie einen Salat oder eine Marinade damit machen wollen, so nehmen Sie die Flasche etwas früher aus dem Kühlschrank, damit das Öl bei Zimmertemperatur wieder flüssig wird.
Merken Sie sich, dass kaltgepreßte Öle nur in der „kalten Küche" verwendet werden sollen.

Welche 3 Fette benötigen Sie?

Mit Butter, einem guten Olivenöl und einem kaltgepreßten Distelöl kommen Sie in der normalen Küche schon gut aus und decken alle wichtigen Fettsäuren ab. Bei rheumatischen Erkrankungen sollten Sie besonders auf die Zufuhr von Lein-, Walnuß- und Rapsöl achten.

Basensuppen oder Gemüsepüreesuppen

Das Wichtigste auf einen Blick

„Aus Kartoffeln kann man alles machen“, sagt der Volksmund. Das ursprünglich als Zierpflanze genutzte Nachtschattengewächs, das im 18. Jahrhundert als Gemüse entdeckt wurde, hat inzwischen Karriere gemacht.
Die Kartoffel wird zu Unrecht als Dickmacher bezeichnet (100g haben nur 75 Kalorien). Dies ist nur dann der Fall, wenn die Kartoffeln mit zuviel Fett zubereitet werden. Die nötige Sorgfalt bei der Auswahl und Zubereitung eines Kartoffelgerichtes ist auch hier ausschlaggebend für leichte Bekömmlichkeit. In der Liste der basenüberschüssigen Lebensmittel steht die Knolle ganz oben. Unsere Biobauern bringen mittlerweile vorzügliche Kartoffelsorten auf den Markt. Sie können den Unterschied im Geschmack am besten selbst feststellen.
Vorwiegend festkochende Kartoffelsorten sind die idealen Pellkartoffeln - mit Salz und Butter schmeckt das ausgezeichnet. Sie eignen sich auch gut für Salate, Aufläufe und Gratins. Als vorwiegend festkochend bezeichnet man Sorten, die eine mittelfeste bis leicht mehlige Konsistenz aufweisen; sie sind ideal als Beilage, für Gerichte mit viel Sauce, als Salz, Pell- und Bratkartoffeln.
Ideal für Suppen, Pürees, Klöße, Reibekuchen und Rösti sind „mehligkochende“ Kartoffeln wegen ihres hohen Stärkegehalts. Zu den schmackhaftesten bzw. bekanntesten zählen folgende in- und ausländische Sorten: Sieglinde, Christa, Linda, Clivia, Granola, Bamberger Hörnle, Maja, Nicola, Quarta, Grata, Aula, Bintje, Spunta, Primura, Roseval. Sie eignen sich hervorragend für alle nun folgenden Basensuppen, wobei die pürierten Kartoffeln die Bindung der (gewöhnlich mit Mehl gebunden) Suppen bewirken. Durch den Aufguß mit Gemüsebrühe (statt klassisch mit Fleischbrühe = säurenüberschüssig) entsteht ein ideales Basenprodukt mit besonders leichter Bekömmlichkeit.
Die Suppen werden vorwiegend mit fettarmem Joghurt vermischt, damit die optische Farbe der Suppe freundli-

cher wird. Sie können auch Sauerrahm (10%) nehmen. Die Suppe darf allerdings mit Sauermilchprodukten vermischt nicht mehr zum Kochen gebracht werden, weil sie sonst ausflockt. Anders ist es, wenn Sie Sahne (10%) nehmen. Wenn Kuhmilch-Produkte nicht in Frage kommen (was häufig der Fall ist) dann empfehle ich frische Schafsmilch. Auf pflanzlicher Ebene steht uns die ungezuckerte Reismilch, Hafermilch oder Sojamilch zum Abrunden des Geschmacks zur Verfügung. Fällt dies alles weg, dann kann man trotzdem mit Kartoffeln und Gemüse hervorragende Suppen zubereiten, nur das Aussehen ändert sich etwas. Durch die Verwendung von vielen frischen Kräutern (wie im Rezeptteil beschrieben) kann aber auch hier vieles ausgeglichen werden.

Sämtliche Suppen im Rezeptteil können, falls erforderlich, genauso ohne Fett zubereitet werden. Die Verwendung von Fett ist sparsam gewählt. Zur Aufbesserung der Kalorienzahl können die Suppen kurz vor dem Servieren mit gutem kaltgepreßten Öl angereichert werden.

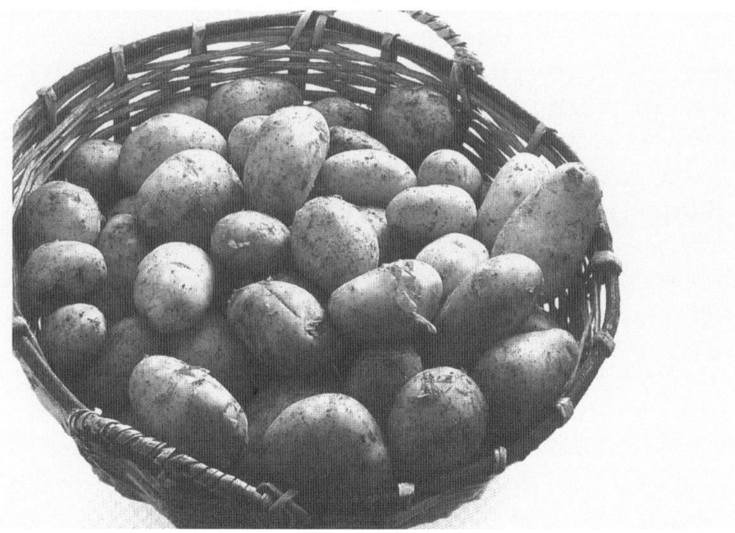

Rezept 21

Kartoffelsuppe

4 Tassen

Zutaten
300 g Kartoffeln geschält (mehlige Sorte)
50 g Lauch
10 g Halbfettbutter
750 ml Wasser
2 g Pfefferminze
20 g Joghurt entrahmt
Meersalz
Kümmel gemahlen
Minzeblätter zum Garnieren
weißer Pfeffer aus der Mühle
pflanzliche Streuwürze zum Abschmecken

Pro Portion:
kcal 74 • EW 2,1
F 2 • KH 12
Ca 25 • LinS 0,2
AraS 0,0 • Vit C 15,6

Zubereitung:

1. In einem Kochtopf fein geschnittenen Lauch in Butter andünsten, die geschälten klein geschnittenen Kartoffeln zugeben, kurz mitschwitzen lassen, salzen, Streuwürze zugeben, mit Gemüsebrühe (Rezept 18/19) oder Wasser aufgießen und bei mäßiger Hitze weichkochen.
2. Im Mixglas mit frischen Minzeblättern, Joghurt, Pfeffer und Kümmel aufmixen und nochmals abschmecken. Anrichten und mit Minzeblättern garnieren.

Tip:

Sie können klein gewürfelte, extra gedämpfte Kartoffeln als zusätzliche Einlage in die Suppe geben. Ein Schuß Apfelessig oder Weißwein rundet den Geschmack ab. Ein andermal nehmen Sie frischen Majoran oder Thymian zum Würzen der Suppe. Im Frühling nehmen Sie Bachkresse oder Bärlauch. Frische Kräuter nicht mitkochen, sondern erst zum Schluß untermischen. Wenn die Suppe zugedeckt warmgehalten wird, verlieren die grünen Kräuter ihre Farbe, daher sofort nach Zugabe der Frischkräuter servieren.

Basische Frischkräuter zum Würzen

Würzen ist eine Kunst. Es darf nicht zuviel und nicht zuwenig sein. Der Charakter des Kochgutes muß erkennbar bleiben, so daß mit den verschiedenen Gewürzen nur eine Geschmacksabrundung erreicht wird.

Rezept 22

Frischkräutersuppe

4 Portionen

Zutaten
300 g Kartoffeln geschält
50 g Lauch
20 g Halbfettbutter
5 g Zitronenmelisse
50 g Joghurt entrahmt
750 ml Wasser
Meersalz
Muskatnuß frisch gerieben
etwas pflanzliche Streuwürze
weißer Pfeffer aus der Mühle
1 EL frisch gehackte Frühlingskräuter

Pro Portion:
kcal 87 • EW 2,6
F 3 • KH 12
Ca 36 • LinS 0,2
AraS 0,0 • Vit C 16,1
Vit E 0,2

Zubereitung:

1. Kleingeschnittene, mehlige Kartoffeln mit kleingeschnittenem Lauch in einem Kochtopf mit Butter andünsten, salzen, Streuwürze zugeben und mit Gemüsebrühe (Rezept 18/19) oder Wasser aufgießen. Bei mäßiger Hitze weichkochen.
2. Im Mixglas mit Joghurt, Muskat und Blättern von frischer Zitronenmelisse und Frühlingskräutern aufmixen und mit Salz und Pfeffer gut abschmecken.

Tip:

Für den Geschmack der Suppe sind gute, mehlige Kartoffelsorten (Sigma, Bintje) ausschlaggebend. Niemals zum Pürieren speckige Kartoffeln nehmen! Frischkräuter, wie Kerbel, Majoran, Thymian, Oregano oder Wildkräuter, wie Bachkresse oder Löwenzahn, sorgen für weitere Abwechslung.

Frischkräuter nicht mitkochen

Frische Gewürzkräuter sollten erst zuletzt dazugegeben werden, wenn das Produkt nahezu fertig gekocht ist. Getrocknete Kräuter hingegen dürfen mitkochen. Überall, wo trockene Hitze dazukommen kann, verbrennen die Frischkräuter.

Frischkräuter sind basisch und besitzen viele ätherische Öle, die es zu erhalten gilt. Das Aroma entfalten solche Kräuter am besten, wenn sie in einer Sauce gebunden sind. In Öl eingelegte Kräuter sind empfehlenswert.

Achten Sie beim Sellerie auf den natürlich vorkommenden Salzgehalt, wodurch ein zusätzliches Salzen meist nicht notwendig ist.

Rezept 23

Liebstöckelsuppe

4 Portionen

Zutaten
300 g Kartoffeln geschält
50 g Lauchzwiebeln
20 g Halbfettbutter
50 g Liebstöckel frisch
50 g Joghurt entrahmt
750 ml Wasser
Meersalz
Muskatnuß frisch gerieben
etwas pflanzliche Streuwürze
weißer Pfeffer aus der Mühle

Pro Portion:
kcal 87 • EW 2,8
F 2 • KH 13
Ca 60 • LinS 0,1
AraS 0,0 • Vit C 21,7
Vit E 0,2

Zubereitung:

1. Kleingeschnittene, mehlige Kartoffeln mit kleingeschnittenen Zwiebeln in einem Kochtopf mit Butter andünsten, salzen, Streuwürze zugeben und mit Gemüsebrühe (Rezept 18/19) oder Wasser auffüllen. Bei mäßiger Hitze weichkochen lassen. Die Stiele vom Liebstöckl kleinschneiden und mitkochen. Das Grüne zum Mixen aufheben.
2. Im Mixglas mit grob geschnittenem Liebstöckel, Joghurt und Muskatnuß pürieren. Damit es keine Klumpen gibt, etwas Suppe mit Joghurt verrühren, dann unter die Suppe mischen und aufmixen.

Tip:

Statt Joghurt können Sie zur Abwechslung auch einmal saure Sahne (10%) verwenden. Bei evtl. notwendigem Verzicht auf tierische Eiweißprodukte nimmt man Hafermilch, ungezuckerte Reismilch oder Sojamilch.

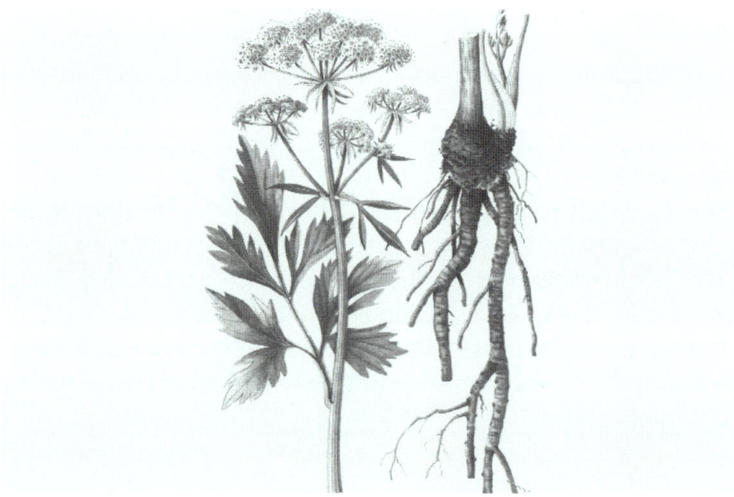

Rezept 24

Kartoffel-Spinatsuppe

4 Portionen

Zubereitung:

1. Kleingeschnittene, mehlige Kartoffeln mit kleingeschnittenem Lauch und Knoblauch in einem Kochtopf mit Butter andünsten, salzen, Streuwürze zugeben und mit Gemüsebrühe (Rezept 18/19) oder Wasser auffüllen. Bei mäßiger Hitze weichkochen.
2. Im Mixglas mit den sauber geputzten Spinatblättern mixen. Joghurt und Muskatnuß zugeben, noch einmal aufmixen und mit Salz u. Pfeffer gut abschmecken. Die Spinatblätter sollten nicht ganz fein püriert werden, so daß sie noch zu erkennen sind.

Tip:

Um den Frischkostanteil in Suppen zu erhöhen, kann man bei allen anderen Suppen auch etwas roh gemixtes Gemüse oder frische Küchenkräuter in die fertige Suppe mixen. Im Frühling eignen sich die ersten Kräuter, wie Bachkresse, Kapuzinerkresse, Kerbel, aber auch leicht überdämpfter Löwenzahn dazu.

Hinweis

Grundsätzlich können Sie bei allen aufgeführten Suppen auf das Joghurt verzichten und die Suppe schmeckt trotzdem. Allerdings geht es auch um die Optik: Mit Milchprodukten sieht die Suppe freundlicher aus.

Zutaten

200 g Kartoffeln geschält
5 g Knoblauch
50 g Lauch
200 g Blattspinat
750 ml Wasser
10 g Halbfettbutter
20 g Joghurt entrahmt
Meersalz
Muskatnuß frisch gerieben
etwas pflanzliche Streuwürze
weißer Pfeffer aus der Mühle

Pro Portion:
kcal 66 • EW 2,9
F 2 • KH 9
Ca 86 • LinS 0,2
AraS 0,0 • Vit C 37,3
Vit E 0,1

Rezept 25

Champignonsuppe

4 Portionen

Zutaten
300 g Kartoffeln geschält
50 g Lauch
20 g Halbfettbutter
200 g Champignons
750 ml Wasser
2 g Petersilie
20 g Joghurt entrahmt
Meersalz
Muskatnuß frisch gerieben
etwas pflanzliche Streuwürze
weißer Pfeffer aus der Mühle

Pro Portion:
kcal 91 • EW 3,6
F 3 • KH 12
Ca 30 • LinS 0,2
AraS 0,0 • Vit C 18,7
Vit E 0,3

Zubereitung:

1. Kleingeschnitten Lauch und kleingeschnittene, mehlige Kartoffeln in einem Kochtopf mit der halben Menge Butter andünsten, salzen, Streuwürze zugeben und mit Gemüsebrühe (Rezept 18/19) oder Wasser auffüllen. Bei mäßiger Hitze weichkochen und mit fein gehackter Petersilie, Muskatnuß und Pfeffer im Mixglas aufmixen und in den Topf zurückgeben.
2. Die blättrig geschnittenen Champignons in einer Pfanne mit Butter kurz andünsten (nicht anbraten), salzen und in die gemixte Suppe geben. Gut abschmecken. Anrichten und mit ein paar jungen Blättern der Petersilie garnieren.

Tip:

Sie können auch andere Pilze für die Suppe verwenden, z.B. Steinpilze oder Morcheln, die auch getrocknet verwendet werden können. In diesem Fall die Pilze vorher einweichen und mit dem Wasser zugeben. Frische Thymianblätter, Majoran, Oregano oder Kerbel sorgen für Abwechslung im Geschmack.

Wichtig!
Es wird immer gesagt, Pilze dürfen nicht aufgewärmt werden. Das stimmt auch, allerdings sieht es bei einer Suppe anders aus: Hier kann es nicht zur Oxydation kommen, die den Genuß beeinträchtigen würde.

Rezept 26

Knoblauchsuppe

4 Portionen

Zubereitung:

1. Kleingeschnittenen Lauch und Knoblauch in einem Kochtopf mit zerlassener Butter andünsten, kleingeschnittene Kartoffeln kurz mitschwitzen und mit Gemüsebrühe (Rezept 18/19) oder Wasser aufgießen. Streuwürze und Salz zugeben und bei mäßiger Hitze weichkochen. Nach 10 Minuten Kochzeit die Milch dazugeben.
2. Im Mixglas mit Muskat, Pfeffer aus der Mühle, Frischkräutern und Kerbel aufmixen und gut abschmecken. Joghurt mit etwas Suppe anrühren und dazugeben. Noch einmal durchmixen. Suppe in Tellern anrichten und mit einem Klecks Joghurt und Kerbelblättchen garnieren.

Tip:

Besonders gut schmeckt die Knoblauchsuppe im Frühjahr; dann können Sie statt Knoblauch frischen Bärlauch (wilder Knoblauch) nehmen! Diesen zuletzt mitmixen, nicht mitkochen, sonst geht die schöne, grüne Farbe verloren. Das passiert auch, wenn Sie die Suppe zugedeckt einige Zeit stehen lassen. Daher keinen Deckel auf den Kochtopf geben. Sollte Kuhmilch aus irgendwelchen Gründen nicht erlaubt sein, so nehmen Sie Hafermilch oder Reismilch.

Wichtig!
Knoblauch ist gesund, aber nicht jedermanns Sache. Manchmal reicht es, nur die Schüssel mit einer Knoblauchzehe auszureiben. Geschnitten schmeckt er allerdings besser als gequetscht.

Zutaten
300 g Kartoffeln geschält (mehlige Sorte)
50 g Lauch
20 g Knoblauch
250 ml (250 g) Kuhmilch entrahmt
500 ml Wasser
60 ml (60 g) Joghurt entrahmt
2 g Kerbel
Meersalz
Muskatnuß frisch gemahlen
Pfeffer weiß
etwas pflanzliche Streuwürze
1 EL frisch gehackte Küchenkräuter (Majoran, Thymian, Oregano)
1 EL Joghurt zum Garnieren

Pro Portion:
kcal 98 • EW 5,0
F 1 • KH 17
Ca 116 • LinS 0,2
AraS 0,0 • Vit C 16,8
Vit E 0,2

Rezept 27

Selleriesuppe

4 Portionen

Zutaten
300 g Knollensellerie
50 g Lauchzwiebeln
10 g Sauerrahmbutter
750 ml Wasser
20 g Joghurt entrahmt
1 g Küchenkräuter
Meersalz
Muskatnuß frisch gerieben
weißer Pfeffer aus der Mühle
2 EL Selleriegrün
etwas pflanzliche Streuwürze

Pro Portion:
kcal 40 • EW 1,6
F 2 • KH 3
Ca 78 • LinS 0,2
AraS 0,0 • Vit C 9,5
Vit E 0,5

Zubereitung:

1. Sellerieknolle schälen (Schalen gut gebürstet für Gemüsebrühe weiterverwenden) und kleinschneiden. Jungzwiebel oder Lauch in einem Kochtopf mit Butter kurz anschwitzen und mit Wasser oder Gemüsebrühe (Rezept 18/19) auffüllen.
2. Streuwürze und Salz zugeben und bei kleiner Hitze weichkochen.
3. Im Mixglas mit Selleriegrün, Küchenkräutern, Joghurt und Muskatnuß durchmixen und gut abschmecken. Falls die Suppe zu dick ist, etwas Wasser zugeben und nachwürzen. (Zu dünne Suppe notfalls mit gekochter Sellerie eindicken.)

Tip:

Gemüsebrühe (Rezept 18/19) ist als Aufguß immer besser als Wasser, steht aber nicht immer zur Verfügung. Kleine, gedämpfte Selleriewürfelchen passen gut als Einlage in die Suppe. Grob geschnittenes Selleriegrün zum Garnieren nehmen. Fettarmer Sauerrahm (10%) kann wie Joghurt verwendet werden. Bei Kuhmilchunverträglichkeit nimmt man Hafermilch, Reismilch oder Sojamilch.

Wichtig!
Achten Sie beim Sellerie auf den natürlich vorkommenden Salzgehalt. Zusätzliches Salzen ist meist nicht notwendig.

Rezept 28

Möhrensuppe

4 Portionen

Zutaten
350 g Möhren
50 g Zwiebeln
10 g Halbfettbutter
2 g Küchenkräuter
750 ml Wasser
20 g Joghurt entrahmt
Meersalz
Muskatnuß frisch gerieben
etwas pflanzliche Streuwürze

Pro Portion:
kcal 75 • EW 1,4
F 5 • KH 5
Ca 51 • LinS 0,8
AraS 0,0 • Vit C 7,7
Vit E 0,2

Zubereitung:

1. Kleingeschnittene Zwiebeln in einem Kochtopf mit Butter andünsten. Kleingeschnittene, geschälte Karotten zugeben, salzen, Streuwürze zugeben und mit Gemüsebrühe (Rezept 18/19) oder Wasser auffüllen. Bei mäßiger Hitze weichkochen lassen.
2. Im Mixglas mit Joghurt, fein gewiegten Küchenkräutern (Oregano, Petersilie, Kerbel) und Muskatnuß aufmixen und gut abschmecken.

Tip:

Achten Sie auf gute, saftige Karotten, dann brauchen Sie auch keinen Honig um nachzuwürzen. Eventuell einen Spritzer Weißwein in die Suppe geben und mit separat gedämpften Karottenscheiben und Oreganoblättchen garnieren.

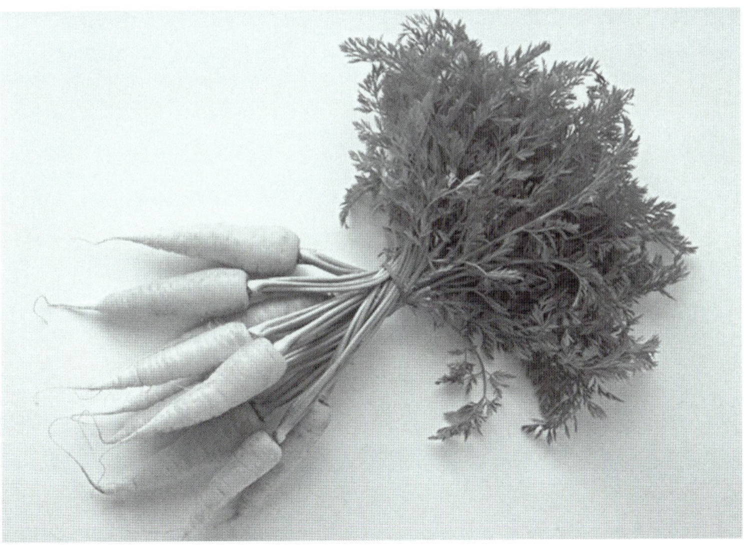

Rezept 29

Kürbissuppe

4 Portionen

Zutaten
400 g Kürbis
50 g Schalotten
10 g Halbfettbutter
750 ml Wasser
2 g Küchenkräuter
20 g Joghurt entrahmt
Meersalz
Kümmel gemahlen
Oreganoblätter
etwas pflanzliche Streuwürze
weißer Pfeffer aus der Mühle
Muskatnuß frisch gerieben

Pro Portion:
kcal 61 • EW 1,9
F 3 • KH 6
Ca 41 • LinS 0,3
AraS 0,0 • Vit C 15,2
Vit E 0,2

Zubereitung:

1. Geschälten Muskat-Kürbis kleinschneiden. Mit kleingeschnittenen Schalotten in einem Kochtopf mit Butter andünsten, salzen, mit Gemüsebrühe (Rezept 18/19) oder Wasser aufgießen, Streuwürze zugeben und weichkochen lassen.
2. Im Mixglas mit 1 EL fein gewiegten Küchenkräutern, Kümmel, Oregano und Joghurt aufmixen und mit Muskatnuß und Pfeffer nachwürzen. Etwas kleingehackte, geröstete Kürbiskerne und ein paar Tropfen kaltgepreßtes Kürbiskernöl zur Garnierung auf die angerichtete Suppe geben. Mit Oreganoblätter bestreuen oder etwas Kürbisfleisch zusätzlich als Einlage geben.

Tip:

Sie können auch kleingeschnittene, mehlige Kartoffeln (ca. 1/3 der Kürbismasse) mitkochen und mitmixen.

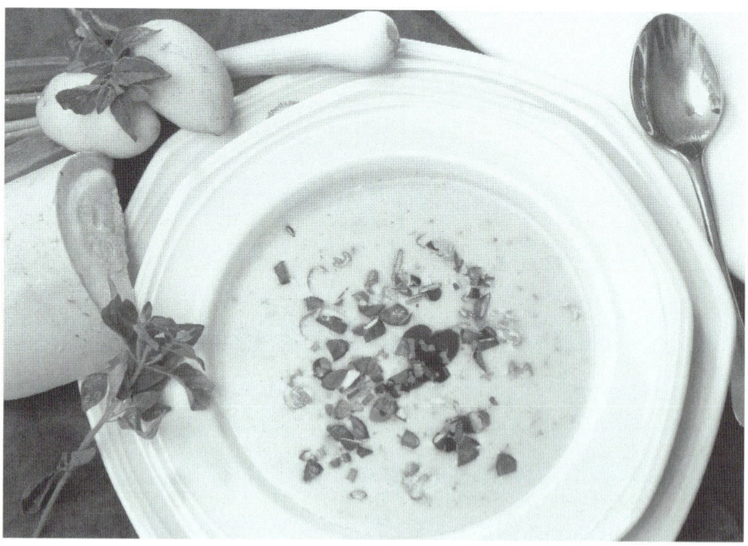

Rezept 30

Tomatensuppe

4 Portionen

Zutaten

400 g Tomaten
80 g Schalotten
750 ml Wasser
3 g Basilikum
10 g Butter halbfett/ Milchhalbfett
20 g Joghurt entrahmt
40 g Honig
1 g Küchenkräuter
Salz und Pfeffer aus der Mühle
etwas pflanzliche Streuwürze

Pro Portion:
kcal 95 • EW 1,7
F 4 • KH 12
Ca 35 • LinS 0,5
AraS 0,0 • Vit C 26,5
Vit E 0,1

Zubereitung:

1. Feingeschnittene Schalotten in einem Kochtopf mit Butter andünsten. Tomatenstrünke entfernen, Fruchtfleisch vierteln und dazugeben. Mit Gemüsebrühe (Rezept 18/19) oder Wasser auffüllen, Streuwürze zugeben, salzen und ca. 15 Minuten leise köcheln lassen.
2. Im Mixglas mit frischen Basilikumblättern, Joghurt, Küchenkräutern, Salz, Honig und Pfeffer aus der Mühle aufmixen und gut abschmecken. Anrichten und mit je einem Klacks Joghurt und ein paar frischen Kräuterblättchen garnieren.

Tip:

Sie können die Tomatensuppe mit in der Schale gedämpften Kartoffeln abbinden, falls die Suppe zu dünnflüssig ist. Im Winter gute Dosentomaten (ohne Konservierungsmittel) verwenden.

Wichtig!

Zum Abschmecken der Tomatensuppe kann nach dem Mixen manchmal ein Schuß Weißwein oder Essig genauso dienlich sein wie etwas Honig, falls die Tomaten zu säurereich sind. Auch Rosmarin eignet sich gut.

Rezept 31

Rote Beete-Suppe

4 Portionen

Zutaten
300 g rote Beete
100 g Kartoffeln geschält (mehlige Sorte)
50 g Zwiebeln
10 g Halbfettbutter
750 ml Wasser
20 g Joghurt entrahmt
2 g Küchenkräuter
10 g Honig
10 g Meerrettich
3 g Kräuteressig
Meersalz
Kümmel gemahlen
etwas pflanzliche Streuwürze
Pfeffer aus der Mühle

Pro Portion:
kcal 106 • EW 2,0
F 5 • KH 13
Ca 37 • LinS 0,4
AraS 0,0 • Vit C 13,9
Vit E 0,1

Zubereitung:

1. Rote Beete mit Schale weichkochen oder dämpfen. Auskühlen lassen, schälen und kleinschneiden. In einem Kochtopf erst kleingeschnittene Schalotten oder Zwiebel in Butter andünsten, dann kleingeschnittenen Kartoffeln mitdünsten, salzen, Streuwürze zugeben, mit Gemüsebrühe (Rezept 18/19) oder Wasser auffüllen und alles weichkochen.
2. Im Mixglas mit Joghurt, Kümmel, kleingeschnittener roter Beete, Honig und den fein gewiegten Küchenkräutern (Thymian, Majoran) aufmixen. Mit Essig und sehr fein geraspeltem Meerettich gut abschmecken. Anrichten und mit einem Klecks Joghurt und ein paar Majoranblättchen garnieren.

Tip:

Eventuell ein paar gedämpfte, kleingeschnittene rote Beete-Würfel als Einlage zurückbehalten. Die rote Beete kann auch schon am Vortag gekocht und vorbereitet werden.

Wichtig!
Nur wenn die Rote Beete mit der Schale gekocht wird, erhalten Sie die schöne rote Farbe, die für die Suppe entscheidend ist.

Rezept 32

Fenchelsuppe

4 Portionen

Zubereitung:

1. Feingeschnittene Frühlingszwiebeln in einem Kochtopf in Butter andünsten und das geputzte und gewaschene, kleingeschnittene Fenchelgemüse zugeben (äußere Fenchelschalen und Strunk für Gemüsebrühe weiterverwenden). Salzen, Streuwürze zugeben und mit Gemüsebrühe (Rezept 18/19) oder Wasser aufgießen. Weichkochen lassen, Weißwein, Fenchelgrün und Muskat zugeben.
2. Im Mixglas gut aufmixen und mit Petersilie, Salz und Pfeffer gut abschmecken.

Tip:

Etwas kleingeschnittenen, separat gedämpften Fenchel können Sie immer noch zusätzlich in die Suppe als Einlage geben. Suppe mit einem Klecks Joghurt und etwas Fenchelgrün garnieren. Wollen Sie die Suppe etwas cremiger, so nehmen Sie eine geschälte und kleingeschnittene Kartoffel und kochen diese mit dem Fenchelgemüse, bevor die Suppe püriert wird.

Hinweis

Verwenden Sie beim Fenchel auch die Stangen und das Fenchelgrün.

Kleingeschnittene Möhren, separat gedämpft, passen gut als Einlage zu dieser Suppe.

Zutaten

400 g Fenchel
50 g Zwiebeln
10 g Halbfettbutter
750 ml Wasser
60 ml (60 g) Weißwein lieblich
20 g Joghurt entrahmt
Fenchelgrün
Meersalz
etwas pflanzliche Streuwürze
Muskatnuß frisch gerieben
1 EL feingehackte Petersilie

Pro Portion:

kcal 73 • EW 3,0
F 3 • KH 5
Ca 124 • LinS 0,4
AraS 0,0 • Vit C 93,8
Vit E 6,1

Rezept 33

Gazpacho

Kalte spanische Suppe
6 Portionen

Zutaten
800 g Tomaten
350 g Gurke
500 g Paprikaschoten (250 g rote, 100 g grüne und 150 g gelbe Paprikaschoten)
200 g Zwiebeln
5 g Knoblauch
100 g Weißbrot-Mehrkornbrot
40 ml (40 g) Olivenöl kaltgepreßt
weißer Pfeffer frisch gemahlen
Meersalz
1 Spritzer Tabasco
1 EL Balsamico-Essig

Pro Portion:
kcal 157 • EW 4,3
F 8 • KH 17
Ca 50 • LinS 0,9
AraS 0,0 • Vit C 156
Vit E 4,1

Zubereitung:

1. Tomaten waschen, die Strünke entfernen und das Fruchtfleisch würfeln. Die Gurken schälen, entkernen und kleinschneiden. Alle Paprikaschoten entkernen und in kleine Stücke schneiden.
2. Das zerkleinerte Gemüse bis auf eine kleinen Rest in eine Schüssel geben, leicht salzen und mehrere Stunden Saft ziehen lassen. Das zurückgehaltene Gemüse fein würfeln und als Suppeneinlage kühlstellen.
3. Das eingesalzene Gemüse mit eigenem Saft, der gewürfelten Zwiebel und dem Knoblauch im Mixer pürieren. Das in Würfel geschnittene Brot (ohne Rinde) zugeben und mixen, bis alle Bestandteile gleichmäßig püriert sind.
4. Die zerkleinerte Gemüse-Brot-Mischung in ein feines Sieb geben und mit einem Spachtel durchpassieren, dann mit einem Mixstab aufschäumen. Dabei bei das Olivenöl nach und nach einlaufen lassen.
5. Die fertige Suppe mit Pfeffer,Tabasco und Aceto Balsamico abschmecken. Vor dem Servieren die zurückbehaltenen Gemüsestückchen beigeben.

Tip:

Ein herrliches spanisches Gericht, vor allem für die heiße Jahreszeit.

Die Suppe kann für 1–2 Tage im Kühlschrank aufbewahrt werden.

Rezept 34

Kalte Avocadosuppe

6 Portionen

Zubereitung:

1. Die Avocados halbieren und entkernen. Das Fruchtfleisch mit Hilfe eine Eßlöffels aus der Schale heben und zusammen mit dem Zitronensaft pürieren. Buttermilch und Gemüsebrühe unterrühren.
2. Die Suppe mit Salz, weißem und grünem Pfeffer würzen und kühl stellen.
3. Für die Suppeneinlage den Apfel schälen, vierteln, entkernen und in schmale Spalten schneiden. Jede Spalte halbmondförmig zurechtschneiden. Butter in einer Pfanne schmelzen, Zucker und Apfelspalten zufügen. Bei mittlerer Hitze braten, bis die Äpfel leicht karamelisiert sind. Die Suppe mit den heißen Äpfeln und einem Klecks Joghurt in tiefen Tellern anrichten.

Tip:

Die Suppe nicht zu lange stehen lassen, denn sonst verliert sie trotz des Zitronensafts mit der Zeit ihre schöne, zart grüne Farbe.

Wichtig!
Falls die Avocados noch zu hart sind, wickeln Sie diese in Zeitungspapier und lassen sie ein paar Tage in der Küche liegen. Nach wenigen Tagen sind sie weich.

Zutaten

400 g Avocado
(2 Stück gut weiche Avocados à etwa 200 g)
50 g Zitrone
(Saft von einer Zitrone)
300 g Buttermilch
150 ml (150 g) Gemüsebrühe
100 g Äpfel
50 g Zucker
40 g Joghurt entrahmt
10 g Butter halbfett/ Milchhalbfett
Salz
weißer Pfeffer aus der Mühle
1 EL eingelegte grüne Pfefferkörner

Pro Portion:
kcal 223 • EW 3,4
F 17 • KH 14
Ca 78 • LinS 1,8
AraS 0,0 • Vit C 15,6
Vit E 1,1

Rezept 35

Gemüseeintopf

6 Portionen

Zutaten
100 g Bleichsellerie
200 g Möhren
150 g Paprikaschoten (Paprikaschoten rot und gelb)
300 Kartoffeln geschält
150 g Wurzelpetersilie
100 g Bohnen grün
300 g Erbsen grün
200 g Winterzwiebeln
100 g Zucchini
200 g Blumenkohl
40 g Butter halbfett/ Milchhalbfett
2,5 l Trinkwasser oder Gemüsebrühe (Rezept 18/19)
5 g Suppenwürze
Meersalz
weißer Pfeffer aus der Mühle
Muskatnuß frisch gerieben

Pro Portion:
kcal 176 • EW 8,3
F 6 • KH 22
Ca 99 • LinS 0,5
AraS 0,0 • Vit C 107
Vit E 1,9

Zubereitung:

Alles Gemüse waschen. Sellerie, Karotten, Kartoffeln und Petersilienwurzeln schälen, in gleich große Stücke oder Scheiben schneiden. Die Bohnen putzen und halbieren oder vierteln. Erbsen auspalen. Zucchini halbieren und in Scheiben schneiden. Frühlingszwiebeln putzen und halbieren. Blumenkohl in Röschen putzen. Die Butter in einem Topf schmelzen und das vorbereitete Gemüse darin kurz anschwitzen. Das Gemüse mit Salz, Pfeffer und pflanzlicher Streuwürze würzen, mit Gemüsebrühe oder Wasser aufgießen und 10-15 Minuten leicht köcheln lassen. Sofort servieren.

Tip:

Sie sollten die Gemüsesorten so auswählen und zerkleinern, daß sie etwa die gleiche Garzeit benötigen. Besonders köstlich schmeckt dieser Eintopf, wenn Sie frisches, junges Gemüse verwenden. Evtl. mit ein wenig Parmesan bestreuen.

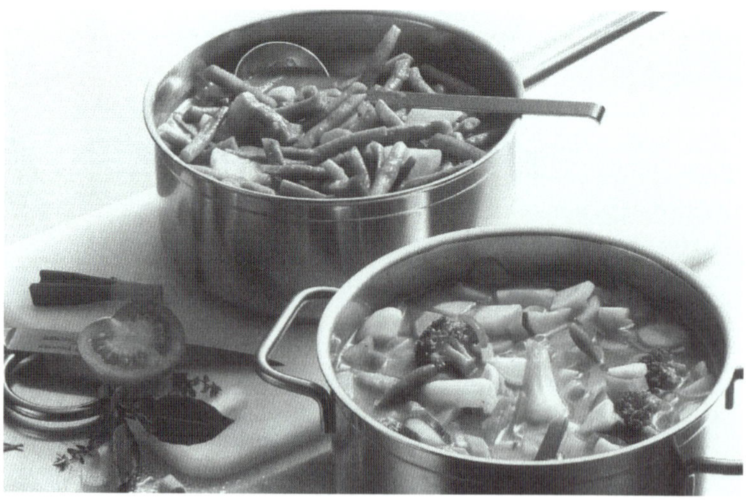

Rezept 36

Kalte Kartoffel-Lauch-Suppe

6 Portionen

Zubereitung:

1. Die mehligen Kartoffeln waschen, schälen, und in Scheiben schneiden. Butter in einem Topf schmelzen und die Kartoffelscheiben darin anschwitzen. Mit Salz und Pfeffer würzen und mit Weißwein ablöschen. Die Gemüsebrühe dazugießen und die Kartoffeln bei schwacher Hitze garen.
2 .Inzwischen den Lauch der Länge nach halbieren, waschen, in feine Scheiben schneiden und 10 Minuten in der Suppe mitgaren. Die frischen Kräuter abzupfen und kleinschneiden. Zur Suppe geben, kurz mitkochen, dann alles im Mixer fein pürieren. Zitronensaft. Balsamico und Joghurt zugeben, nochmals kurz aufmixen und mit Salz und Pfeffer abschmecken.

Tip:

Natürlich können Sie diese Suppe auch warm essen. Geröstete Brotcroutons passen gut als Einlage. Wenn Sie statt Joghurt süße Sahne mit 10% Fett verwenden, dann kann die Suppe auch aufgekocht werden, ohne daß sie ausflockt.

Zutaten

300 g Kartoffeln geschält
20 g Butter halbfett/ Milchhalbfett
50 ml Weißwein halbtrocken
250 g Lauch
10 g Küchenkräuter (Blattpetersilie, Kerbel, Sauerampfer, Majoran)
120 g Joghurt entrahmt
800 ml Gemüsebrühe (Rezept 18/19)
20 g Zitrone frisch
Meersalz
weißer Pfeffer aus der Mühle
1 TL Balsamico Essig

Pro Portion:
kcal 96 • EW 3
F 4 • KH 11
Ca 75 • LinS 0,5
AraS 0,0 • Vit C 20,2
Vit E 0,7

Mayrs Küchentechnik

Das Kochen

Was wird gekocht und was soll man nicht kochen?
Wenn Sie eine Gemüsebrühe kochen, dann gehen die Inhaltsstoffe ins Kochwasser über, daher wird die nährstoffreiche Brühe auch als „Gemüsebrühe“ oder „Basenbrühe“ getrunken. Der zweite Aufguß dieser Brühe wird statt Wasser verwendet. Bei der Zubereitung einer klaren Gemüsesuppe wird das kleingeschnittene Gemüse mit dem Wasser zusammen gekocht, abgeschmeckt und gekühlt aufbewahrt.

Salzkartoffeln sind ausgelaugt

Es ist daher sinnlos, Salzkartoffeln zu kochen und das Wasser dann wegzuschütten. Diese Methode ist nicht empfehlenswert. Sie können aber das gesalzene Kartoffelwasser auch nicht trinken oder als Aufguß weiterverwenden. Daher sollten Sie überhaupt keine Salzkartoffeln kochen, sondern Dampfkartoffeln mit Schale machen.

Das Kochen von Nudeln

Natürlich müssen Nudeln gekocht werden. Dieses Wasser können Sie aber nicht weiterverwenden.
Wir wissen , dass Stärke durch Hitze fest wird. Das heißt, die Nudeln machen zu (verkleistern) und das Wasser kann sie nicht auslaugen. Man muß beim Kochen nur auf ausreichend Wasser achten und darauf, dass sie „al dente“ – bißfest – bleiben.

Kochen von Nockerln und Knödeln

Auch Nockerln und Knödel werden in Salzwasser gegart. Hier gilt das gleiche wie bei den Nudeln: Die Stärke verkleistert und das Wasser ist daher zur Weiterverwendung nicht geeignet. Gemüse als Beilage sollte nie gekocht werden, sondern stets gedünstet oder gedämpft.

Gemüse-Grundsaucen

Das Wichtigste auf einen Blick

Mit mehlig kochenden Kartoffeln, Gemüsebrühe und vielen frischen Küchenkräutern werden die Basensaucen gemacht. Dadurch kann man bei der Zubereitung völlig auf Fett verzichten oder nur sehr wenig Fett verwenden. Das gleiche gilt für Milchprodukte.

Eine Basensauce ist eine pürierte Kartoffelsauce, die individuell abgewandelt werden kann, je nachdem, zu welchem Gericht die Sauce serviert werden soll. In der Regel rechnet man 60 ml Sauce pro Portion. Sie können aber etwas mehr von einer Grundsauce vorbereiten, die Sie dann ungewürzt 2-3 Tage im Kühlschrank aufbewahren können, um sie bei Gebrauch zweckentsprechend zu würzen und zu verfeinern. Kommt die Basensauce z. B. zu Fischgerichten, so wird der bei der Zubereitung entstandene Fischsud untergemischt und mit Basilikum und einem Spritzer Weißwein verfeinert. Magerjoghurt und 10%iger Sauerrahm flockt (wie bei der Basensuppe beschrieben) auch hier aus, wenn die Sauce danach noch einmal aufgekocht wird. Mit 10%igem süßen Rahm kann das nicht passieren, auch nicht mit Hafermilch, Reismilch oder Sojamilch.

Eine gut schmeckende Gemüsebrühe dient hier wiederum als Aufguß für sämtliche Rezepte. Notfalls können Sie statt dessen heißes Wasser, gemischt mit etwas pflanzlicher Streuwürze, verwenden. Frisch gehackte Küchenkräuter geben den Basen- oder Gemüsesaucen den Geschmack und die Würze. Sie kommen erst zum Schluß dazu.

In der Regel wird in jeder Küche ein gedämpftes Gemüse in einer Pfanne mit Butter geschwenkt, damit es nicht so trocken ist. Eine einfache Methode, gegartes Gemüse zu binden oder cremig zu machen, besteht darin, einen Teil des gedämpften Gemüses mit der entsprechenden Menge Flüssigkeit zu mixen, so daß eine dickliche Sauce entsteht. Dadurch können Sie auf klassische Fett-Mehlbindungen verzichten und das Gemüse wird leichter bekömmlich.

Rezept 37

Kartoffelsauce mit Frischkräutern

10 Portionen (Vorrat)

Zubereitung:

1. Zwiebeln mit Grün in kleine Ringe schneiden, in einem Kochtopf mit Butter anschwitzen, mehlige, kleingeschnittene Kartoffeln kurz mitdünsten, salzen, Gemüsebrühe und Streuwürze zugeben und alles weich köcheln lassen. Joghurt (oder Sauerrahm 10%) mit etwa 3 EL Suppe verrühren.
2. Im Mixglas mit Joghurt, Küchenkräutern, Salz und Muskat aufmixen und nochmal gut abschmecken. Nicht mehr kochen, sonst flockt das Joghurt aus.

Tip:

Diese Grundsauce können Sie mit verschiedenen Kräutern beliebig variieren, je nachdem, wozu Sie sie servieren. Für kurze Zeit kann die Sauce im Kühlschrank aufbewahrt werden, - vor Verwendung verfeinern! Dies können Sie mit Sahne (10%) oder Sauerrahm (10%) tun. Auf vegetarischer Basis eignet sich dazu Reismilch, Hafermilch oder Sojamilch.

Hinweis

Falls Kartoffeln aus Gründen der Unverträglichkeit nicht in Frage kommen, können Sie diese Grund-Basissaucen auch aus Wurzelgemüse herstellen – vor allem aus Sellerie.

Zutaten

1 l Trinkwasser
10 g vegetarische Streuwürze
20 g Butter halbfett/Milchhalbfett
100 g Zwiebeln
20 g Küchenkräuter
400 g Kartoffeln geschält
120 ml (120 g) Joghurt entrahmt
Sahne oder Sauerrahm 10%
Meersalz
Muskatnuß frisch gerieben
weißer Pfeffer aus der Mühle
Küchenkräuter: Majoran, Petersilie, Thymian Basilikum, Oregano, Kerbel – einzeln oder gemischt
evtl. 2 Knoblauchzehen

Pro Portion:
kcal 63 • EW 1,8
F 3 • KH 8
Ca 29 • LinS 0,2
AraS 0,0 • Vit C 8,9
Vit E 0,1

Rezept 38

Grundsauce – Kräuter-Basensauce

ca. $^1/_2$ l = 6 Portionen
alternativ zu Fleisch- oder Fischgerichten

Zutaten
120 g Kartoffeln geschält (mehlige Sorte)
10 g Butter halbfett/ Milchhalbfett
20 g Zwiebeln (feine Schalotten)
350 ml Gemüsebrühe (Rezept 18/19)
20 g saure Sahne 10% Fett
2 g Küchenkräuter
Meersalz
weißer Pfeffer aus der Mühle
etwas Muskatnuß frisch gerieben

Pro Portion:
kcal 31 • EW 0,6
F 2 • KH 3
Ca 9 • LinS 0,1
AraS 0,0 • Vit C 3,8
Vit E 0,1

Zubereitung:

1. Geschälte Kartoffeln kleinschneiden. Butter in einer Stielpfanne schmelzen lassen. Kleingeschnittene Schalotten oder Frühlingszwiebeln darin glasig anschwitzen. Kartoffelwürfel zugeben, salzen und kurz mitschwitzen lassen, mit Gemüsebrühe aufgießen.
2. Zugedeckt köcheln lassen, bis die Kartoffeln gar sind. Im Mixglas mit saurer Sahne, Salz, Pfeffer, Muskatnuß und 1 EL fein gehackten Küchenkräutern pürieren. Falls die Sauce zu dick ist, mit etwas Gemüsesud verdünnen. (Zu dünne Saucen werden mit gekochten Kartoffeln eingedickt, die in entsprechender Menge mitgemixt werden.)

Wichtig!
Diese Basensauce wird statt Fleischsauce zu sämtlichen Gemüsespeisen, Nudel- oder Fischgerichten als Grundlage verwendet. Diese neutral schmeckende Grundsauce wird mit zum Gericht passenden Frischkräutern geschmacklich abgerundet. Bei Fischgerichten wird der natürliche Fischsaft unter die Grundsauce gemischt, dann wird mit den passenden Frischkräutern wie Dill oder Basilikum abgeschmeckt. Zu Nudelgerichten paßt Basilikum ebenso gut wie Oregano, Majoran, Thymian oder Kerbel. Diese Basensauce kann 2-3 Tage im Kühlschrank gelagert und bei Bedarf verfeinert und etwas verdünnt verwendet werden. Statt Sauerrahm kann auch Magerjoghurt oder fettarme Sahne genommen werden. Bei Milchunverträglichkeit eignen sich Schafmilch, Hafermilch, Reismilch oder Sojamilch anstelle der Kuhmilchprodukte.

Rezept 39

Gemüse-Grundsauce

10 Portionen (Vorrat)

Zubereitung:

1. Kleingeschnittene Zwiebeln in einem Kochtopf in Butter andünsten. Mehlige Kartoffeln und Sellerieknolle (geschält) kleinschneiden, kurz mitdünsten, salzen, Gemüse-Streuwürze zugeben, mit Gemüsebrühe oder Wasser auffüllen und weichkochen.
2. Im Mixglas oder mit dem Pürierstab mixen. Joghurt, Küchenkräuter und. Selleriegrün dazugeben und noch einmal durchmixen. Mit Salz und Muskatnuß gut abschmecken.

Tip:

Wenn Sie diese Sauce als Grundsauce im Kühlschrank aufbewahren, sollten Sie diese vor Gebrauch verfeinern! Dabei kommt es darauf an, wozu die Sauce serviert wird und welche weiteren Geschmacksträger verwendet werden.

Wichtig!

Verwenden Sie die Gemüse-Grundsauce überall dort, wo Sie bisher eine Mehlschwitze, Einbrennsauce oder gar Sahne verwendet haben.

Zutaten

1 l Trinkwasser
10 g vegetarische Streuwürze
50 g Zwiebeln
20 g Butter halbfett/ Milchhalbfett
200 g Knollensellerie
200 g Kartoffeln geschält
5 g Küchenkräuter
120 ml (120 g) Joghurt entrahmt
Meersalz
Muskatnuß frisch gerieben
Pfeffer aus der Mühle
Küchenkräuter fein gehackt (Petersilie, Majoran, Oregano, Basilikum, Kerbel) gemischt oder einzeln (je nach weiterer Verwendung der Grundsauce)
Grün von junger Sellerieknolle

Pro Portion:
Kcal 43 • EW 1,6
F 2 • KH 5
Ca 37 • LinS 0,1
AraS 0,0 • Vit C 5,8
Vit E 0,2

Rezept 40

Frische Tomatensauce

10 Portionen (Vorrat und zur Ableitung)

Zutaten
1000 g Tomaten
100 g Zwiebeln
20 g Butter halbfett/
Milchhalbfett
50 g Bienenhonig
10 g Basilikumblätter
500 ml Wasser
Meersalz
Pfeffer aus der Mühle
etwas pflanzliche
Streuwürze
½ TL getrockneter
Oregano

Pro Portion:
Kcal 58 • EW 1,2
F 3 • KH 7
Ca 23 • LinS 0,3
AraS 0,0 • Vit C 25,4
Vit E 0,9

Zubereitung:

1. Kleingeschnittene Zwiebeln in einem Kochtopf in Butter andünsten, von den Tomaten die Strünke entfernen, Tomaten klein schneiden und mitdünsten. Salzen, pflanzliche Streuwürze zugeben, mit Gemüsebrühe (Rezept 18/19) oder Wasser auffüllen und ca. 15 Minuten leicht köcheln lassen.
2. Im Mixglas mit Honig, Salz, Pfeffer aus der Mühle und frisch gezupften Basilikumblättern pürieren.

Tip:

Sie können die Tomatensauce zur weiteren Verwendung nach dem Auskühlen mehrere Tage im Kühlschrank aufbewahren. Vor Gebrauch mit etwas Sahne (10%) und Basilikum verfeinern. Zu dünne Saucen können Sie mit gekochten, geschälten und mitgemixten Kartoffeln binden. Verdünnen sollten Sie immer mit Gemüsebrühe. Die Kalorienzahl kann nach Bedarf mit 1 EL kaltgepreßtem Olivenöl erhöht werden.

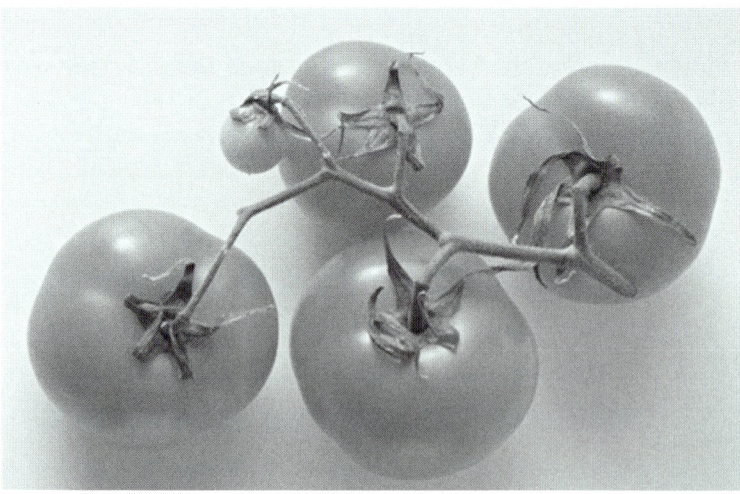

Rezept 41

Tomatensauce

500-600 ml = 10 Portionen (Vorrat)

Zutaten

100 g Bleichsellerie
120 g Karotten
1000 g Tomaten
60 g Zwiebeln
5 g Knoblauch
20 ml Olivenöl
50 ml Weißwein halbtrocken
Je 1 Zweig Rosmarin, Basilikum und Thymian
1 Lorbeerblatt
1 Nelke
3 Pimentkörner
10 weiße Pfefferkörner
1 Prise Salz
1 TL Balsamico-Essig

Pro Portion:
kcal 48 • EW 1,3
F 3 • KH 4
Ca 30 • LinS 0,3
AraS 0,0 • Vit C 25,5
Vit E 0,9

Zubereitung:

Sellerie und Karotten schälen und kleinschneiden. Tomaten vom Strunk befreien und das Fruchtfleisch würfeln. Schalotte und Knoblauch fein schneiden. Die Schalotten und den Knoblauch in Öl glasig schwitzen. Karotten und Sellerie kurz mit anschwitzen lassen. Dann die Kräuter und Gewürze zugeben. Tomatenwürfel zufügen und mit Weißwein und Essig ablöschen. Im offenen Topf 15-20 Minuten einkochen lassen. Vor dem Servieren mixen und eventuell grob durchpassieren oder kurz reduzieren.

Tip:

Falls keine aromatischen Freilandtomaten zu haben sind, besser Schältomaten aus der Dose (ohne Konservierungsmittel) oder gefrorenes Tomatenmark verwenden. Treibhaustomaten schmecken nicht. Der Geschmack der Sauce steht und fällt mit der Qualität der verwendeten Tomaten.

Hinweis

Paßt zu sämtlichen Nudelgerichten, Reis- oder Kartoffelspeisen. Die Sauce eignet sich bestens zum Vorkochen und Einfrieren.

Rezept 42

Kürbissauce

10 Portionen (Vorrat)

Zutaten
600 g Kürbis (Muskatkürbis)
80 g Zwiebeln
20 g Butter halbfett/ Milchhalbfett
100 ml Weißwein halbtrocken
250 ml Gemüsebrühe (Rezept 18/19)
100 g Joghurt entrahmt
20 g Portwein
1 TL Curry
1 Prise Meersalz
weißer Pfeffer aus der Mühle

Pro Portion:
kcal 57 • EW 1,5
F 2 • KH 5
Ca 40 • LinS 0,2
AraS 0,0 • Vit C 8,9
Vit E 0,1

Zubereitung:

Den Kürbis schälen, das Kerngehäuse entfernen und das Fruchtfleisch in kleine Stücke schneiden. Die Schalotten kleinschneiden, in Butter glasig schwitzen, die Kürbisstücke zugeben und mitschwitzen lassen. Mit Curry bestäuben und würzen. Nicht zu stark erhitzen, sonst verbrennt das Currypulver. Mit Wein und Portwein ablöschen, die Gemüsebrühe zugießen und auf die Hälfte reduzieren. Den Kürbis garen. Das Joghurt mit etwas Kürbissuppe glattrühren, alles pürieren und abschmecken. Nicht mehr kochen lassen!

Tip:

Die Kürbissauce paßt zu allen vegetarischen Speisen. Wenn Sie sie etwas verdünnen, können Sie eine Kürbissuppe daraus machen. Statt Joghurt können Sie auch Sahne (10%) oder Sauerrahm (10%) nehmen. Die schönste Farbe erhalten Sie mit einem Muskatkürbis.

Hinweis
Ob Sie die Kürbissauce zu einem Drittel mit weichgekochten Kartoffeln pürieren oder nicht, bleibt Ihnen überlassen. Mehr Bindung und Sämigkeit erhalten Sie immer durch Zugabe von etwas Kartoffel.

Rezept 43

Gelbe Paprikasauce

Für Gemüse und Fischgerichte – 6 Portionen

Zubereitung:

Feingewürfelte Schalotten und Knoblauch in Butter glasig schwitzen. Die gewürfelten Paprikaschoten und die Gewürze zufügen. Mit Wein und Gemüsebrühe ablöschen. Das Gemüse bei schwacher Hitze garen. Wenn die Brühe bis auf die Hälfte eingekocht ist und der Paprika weich ist, mit dem Joghurt aufmixen und durch ein feines Sieb passieren. Nochmals mit Honig und Gewürzen gut abschmecken.

Tip:

Rote oder grüne Paprikaschoten verändern die Farbe und können ebenso verwendet werden.

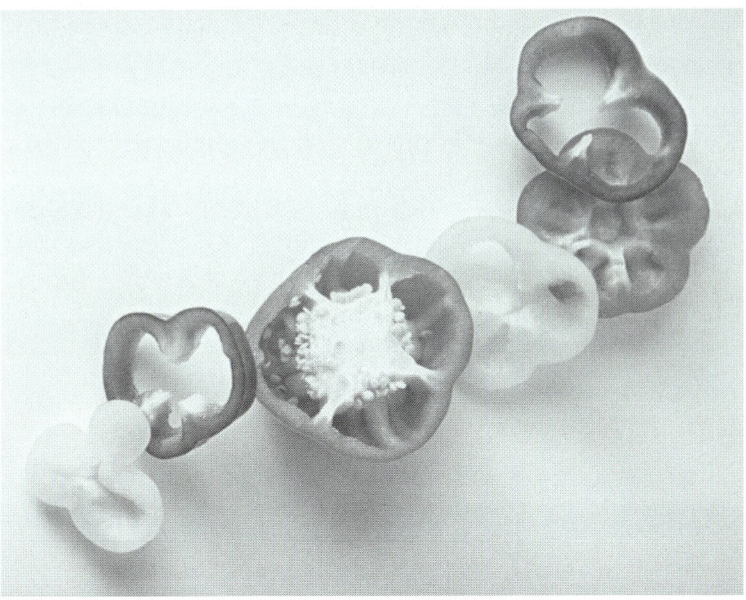

Zutaten

80 g Zwiebeln
5 g Knoblauch
20 g Butter halbfett/ Milchhalbfett
450 g Paprikaschoten
150 ml Gemüsebrühe (Rezept 18/19)
50 ml Weißwein halbtrocken
50 g Joghurt entrahmt
10 g Honig
Meersalz
1 Zweig Thymian
1 Lorbeerblatt
weißer Pfeffer aus der Mühle

Pro Portion:
kcal 71 • EW 1,7
F 4 • KH 6
Ca 33 • LinS 0,4
AraS 0,0
Vit C 105,3 • Vit E

Rezept 44

Meerrettichsauce

Für warme Gemüsegerichte – 4 Portionen

Zutaten
300 ml Gemüsebrühe (Rezept 18/19)
150 ml Kuhmilch entrahmt
150 g Joghurt entrahmt
150 g Meerrettich
50 g Weißbrot-Mehrkornbrot
1 Prise Salz
1 Spritzer Zitronensaft
weißer Pfeffer aus der Mühle

Pro Portion:
kcal 82 • EW 5,1
F 0 • KH 14
Ca 148 • LinS 0,9
AraS 0,0 • Vit C 43,5
Vit E 0,1

Zubereitung:

Den Meerrettich schälen und auf einer Reibe fein raspeln. Das entrindete Weißbrot in Würfel schneiden. Die Gemüsebrühe mit Milch erhitzen und das Weißbrot darin kurz aufkochen. Den Topf vom Herd nehmen und Meerrettich zugeben. Ziehen lassen, damit sich der Meerrettichgeschmack entwickeln kann. Mit Joghurt aufmixen, gut abschmecken und nicht mehr kochen.

Tip:

Statt Joghurt kann man auch Crème Légère, Sahne mit 10% Fett oder Sauerrahm nehmen. Wird die Sauce noch einmal aufgekocht, kann sie bitter werden.

Hinweis

Diese Sauce paßt gut zu gedämpftem Blumenkohl oder zu Kartoffeln. Aber auch Wurzelgemüse schmeckt hervorragend damit. Sie können nach Belieben auch etwas Knoblauch dazugeben.

Rezept 45

Pilzsauce

4 Portionen

Zubereitung:

1. Zuerst eine mehlige Kartoffel in der Schale weichdämpfen bzw. kochen. Heiß geschälte Kartoffel im Mixglas mit heißer Gemüsebrühe (Rezept 18/19) oder Wasser, pflanzlicher Streuwürze, Joghurt, Petersilie, Salz u. Pfeffer aufmixen.
2. Kleingeschnittenen Knoblauch und kleingeschnittene Zwiebeln in einer Stielkasserolle in zerlassener Butter andünsten (ohne Farbe zu ziehen). Pilze gründlich putzen, halbieren und nicht zu dünnblättrig schneiden. Geschnittene Champignons oder andere Pilze zugeben,kurze Zeit mitbraten und 1–2 Minuten zugedeckt ziehen lassen (die Pilze ziehen Wasser).
3. Die sautierten Pilze in der Stielkasserolle mit soviel Kartoffelsauce mixen, daß eine sämige Pilzsauce entsteht. Mit Salz, Joghurt, Weißwein, und Kräutern mixen und abschmecken.

Tip:

Gußeisenpfannen eignen sich nicht für Pilzgerichte, da die Pilze in diesen Pfannen Farbe verlieren und grau werden.
Statt Champignons können Sie auch andere Pilze verwenden. Bei getrockneten Pilzen immer das Einweichwasser mitverwenden! Sie können zum Mischen der Pilze auch eine Basensauce (Rezept 37/38/39) verwenden. Für Nudelgerichte, Reis und Gemüsegerichte geeignet.

Zutaten
100 g Pilze
(Pfifferlinge, Steinpilze, Champignons
100 g Kartoffeln geschält und gegart
50 g Zwiebeln
10 g Butter halbfett/ Milchhalbfett
2 g Petersilie
150 ml Wasser
50 ml (50 g) Joghurt entrahmt
Meersalz
Pfeffer aus der Mühle
etwas pflanzliche Streuwürze
evtl. 2 Knoblauchzehen
2 EL Weißwein zum Abschmecken

Pro Person:
Kcal 58 • EW 2,0
F 3 • KH 5
Ca 30 • LinS 0,3
AraS 0,0 • Vit C 6,1
Vit E 0,1

Rezept 46

Currysauce

4 Portionen

Zutaten
100 g Äpfel
100 g Banane
5 g Butter halbfett/ Milchhalbfett
10 g Currypulver
50 g Kartoffeln geschält und gegart
200 ml (200 g) Gemüsebrühe (Rezept 18)
20 g Joghurt entrahmt
Meersalz
Muskatnuß frisch gerieben
weißer Pfeffer aus der Mühle
1 kleine Schalotte

Pro Portion:
kcal 69 • EW 1,2
F 0,8 • KH 12
Ca 25 • LinS 0,6
AraS 0,0 • Vit C 8,0
Vit E 0,2

Zubereitung:

1. Heiße, gekochte Kartoffel kleinschneiden und mit Gemüsebrühe, Salz und Muskatnuß im Mixglas pürieren. Oder/l Basen-Grundsauce (Rezept 37/38/39) nehmen.
2. Apfel schälen und kleinschneiden (Kerngehäuse entfernen). Geschälte Banane ebenfalls kleinschneiden. Schalotte schälen und fein würfeln. Zuerst die Schalottenwürfel in einer Kasserolle mit zerlassener Butter anschwitzen, dann Apfel und Banane zugeben und kurz mitschwitzen lassen. Mit Currypulver überstreuen und mit der Kartoffelsauce und Joghurt (mit 2 EL Sauce verrührt) aufmixen und noch einmal gut abschmecken.

Tip:

Achten Sie immer auf echtes Qualitäts-Currypulver. Dieses kostet zwar etwas mehr, hat aber eine angenehme Schärfe. Zu dicke Saucen verdünnen Sie immer mit Basenbrühe. Komplizierter ist es, wenn die Sauce zu dünn ist. Mixen Sie dann eine weichgedämpfte Kartoffel mit, um der Sauce wieder die entsprechende Bindung zu geben.

Hinweis
Die Sauce kann 2–3 Tage im Kühlschrank aufbewahrt werden. Da sie durch das Lagern dicker wird, muß sie vor der Weiterverwendung verdünnt werden.

Nudel-, Reis- und Kartoffelgerichte

Das Wichtigste auf einen Blick

Nudeln werden in einer nahezu unüberschaubaren Vielfalt angeboten. Die Italiener sind Meister darin, jeder neuen Kreation auch einen klangvollen Namen zu geben. Es werden Spaghetti aller Art angeboten, von den hauchdünnen Cappelini über Spaghettini, Spaghetti und Spaghettoni bis hin zu den dicken Linguine und Fetucelle. Beim Kochen der Nudeln ist der richtige Garpunkt bedeutend. „Al dente", also bißfest, sollen die Nudeln sein, damit sie so richtig gut schmecken. Die italienischen Nudeln werden aus Hartweizengrieß ohne Ei hergestellt und sind daher für unsere Kostform ideal. Verzichten Sie vorerst auf alle eihaltigen Teigwaren. Hühnereigelb ist ein Lieferant für Arachidonsäure. Das Hühnereiweiß hingegen ist frei von Arachidonsäure und kann daher für einen selbstgemachten Nudelteig verwendet werden.

Beim selbstgemachten Nudelteig, der natürlich unvergleichlich besser schmeckt als jeder gekaufte Teig, sollten alle Zutaten gut temperiert sein. Verwenden Sie frisch gemahlenes Vollkornmehl statt Weißmehl. Eine kleine Nudelmaschine leistet auch wertvolle Dienste. Die Nudeln können getrocknet oder frisch verwendet werden. Viel Wasser ist zum Kochen von Nudeln notwendig. Die Faustregel heißt 1 Liter Wasser pro 100 g Nudeln. Das Wasser soll immer sprudelnd kochen, bevor Sie die Nudeln einlegen. Einen Löffel Öl geben Sie nur bei selbstgemachten Nudeln ins Wasser, da hierbei (Mehl statt Grieß) die Gefahr besteht, daß sonst die Nudeln zusammenkleben.

Für ein Risotto verwenden Sie guten Rundkornreis, für Beilagen Langkornreis – Basmati ist eine bekannte Sorte. Es gibt auch schon viele Sorten von Vollkornreis im Handel, die Sie vorzugsweise für die Gerichte verwenden sollten. Allerdings muß man beim Einkauf aufpassen, um nicht enttäuscht zu werden. Ein guter Vollkornreis darf nicht schlechter schmecken als weißer Reis. Dem kommt der Reis im Silberhäutchen am ehesten gleich.

Für Kartoffelteig kaufen Sie immer mehlige Kartoffelsorten. Diese werden in Folie gewickelt im Backofen gebraten (damit die Feuchtigkeit verdunstet), gepellt und zu Kartoffelteig weiterverarbeitet. Für den Teig wird feines Vollkorn-Dinkelmehl verwendet. Daraus entstehen dann Gnocchi oder Kartoffelnudeln, wobei auch hier das Eigelb (wegen der Arachidonsäure) weggelassen wird.

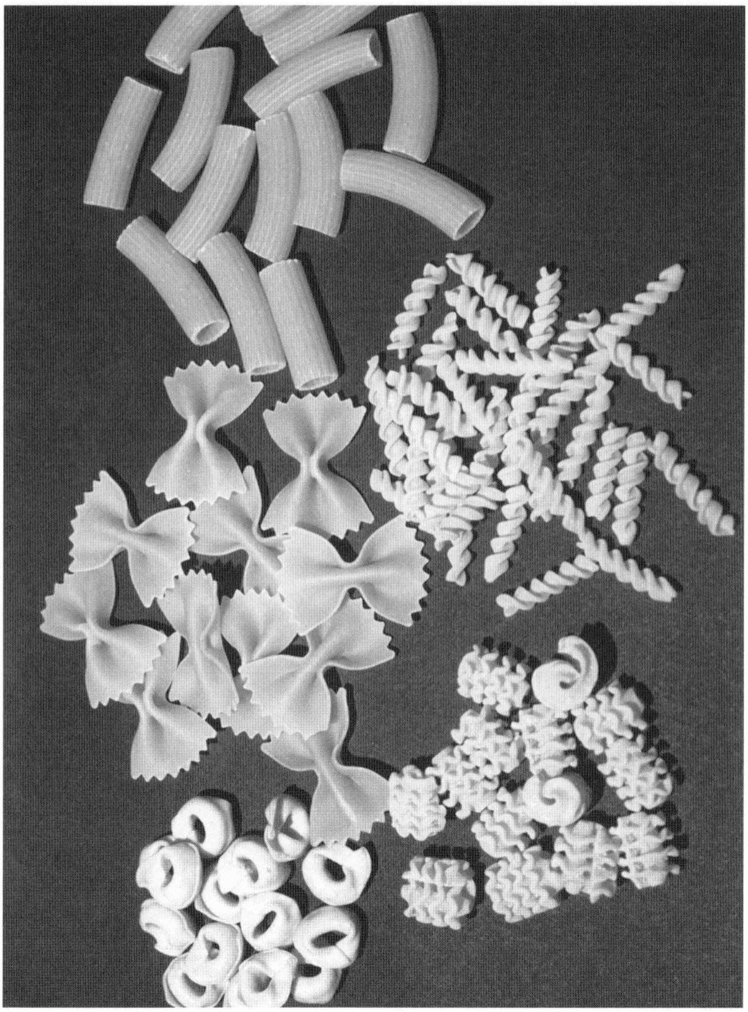

Rezept 47

Hausgemachter Nudelteig

4 Portionen

Zutaten
300 g Weizen-Dinkel-Vollkornmehl
10 g Leinöl
(oder Sojaöl)
120 g Hühner-Eiweiß
0,3 g Kräuter-Meersalz
60 ml Wasser

Pro Portion:
Kcal 269 • EW 11,9
F 4 • KH 45 •
Ca 27 • LinS 1,1
AraS 0,0 • Vit C 0,1
Vit E 1,3

Ideal ist, kurz zuvor fein gemahlenes Getreidemehl aus biologisch angebautem Dinkel oder Weizen zu verwenden. Notfalls kaufen Sie das Mehl im Reformhaus so frisch wie möglich. Geschmack u. Inhaltsstoffe sind dann optimal.

Zubereitung:

Mehl auf die Arbeitsplatte geben, in die Mitte eine Mulde drücken, das Eiweiß von 3 Eiern, Öl und Salz hineingeben. Mit einer Gabel zunächst die Zutaten in der Mulde verrühren. Mit kreisenden Bewegungen immer mehr Mehl vom Rand mit einarbeiten, bis in der Mitte ein dickflüssiger Teig entsteht. Nun mit beiden Händen den Mehlrand von außen nach innen über den Teig verteilen. Gelingt das nicht oder nur schwer, etwas Wasser zugeben, damit das Mehl ganz aufgenommen wird. Das Wasser mit beiden Daumen vollständig einarbeiten. Erst jetzt beginnt das eigentliche Kneten: Den Teig mit dem Handballen auseinanderdrücken, zusammenlegen, drehen. Den glatten, festen Teig zu einer Kugel formen und in Klarsichtfolie einschlagen. Etwa eine Stunde im Kühlschrank ruhen lassen.

Tip:

Einen Nudelteig frisch herzustellen ist nur dann angebracht, wenn es sich um einen Teig mit Eiern (in diesem Fall mit Eiweiß) handelt. Denn für reinen Wasserteig bietet die Industrie beste Ware in allen Formen an. Wichtig ist, daß alle Zutaten für den Nudelteig gut temperiert sind. Das bedeutet auch, daß die Eier nicht direkt aus dem Kühlschrank kommen sollen. Der Nudelteig gelingt auch mit nur einem Eiweiß, wenn Sie 80 ml mehr Wasser dazugeben. (2 Eiweiß = 80 ml Flüssigkeit). 1 EL Sojamehl verrührt mit 2 EL Wasser ist der Ei-Ersatz für ein Hühnerei mit 60 g (=20 g Eigelb + 40 g Eiweiß).

Rezept 48

Bandnudeln mit Pilzen – ohne Ei

4 Portionen

Zutaten
300 g Teigwaren aus Hartgrieß
Für die Pilze:
500 g Pilze (Steinpilze und Pfifferlinge)
80 g Zwiebelgemüse
20 g Butter halbfett/ Milchhalbfett
1/4 l Basensauce (Rezept 37/38/39)
2 g Küchenkräuter
Meersalz
weißer Pfeffer aus der Mühle

Pro Portion:
Kcal 334 • EW 13,3
F 6 • KH 55
Ca 44 • LinS 0,8
AraS 0,0 • Vit C 7,7
Vit E 0,4

Zubereitung:

1. Die Nudeln in sprudelnd kochendem Salzwasser al dente kochen, absieben und abtropfen lassen. Mit der Pilzsauce vermengen, auf Teller anrichten und sofort servieren.
2. Die Pilze putzen und mit Küchenpapier abreiben. Sie müssen in der Regel nicht gewaschen werden. Pfifferlinge ganz lassen, Steinpilze längs in Scheiben schneiden. Schalotten schälen und fein hacken.
3. In einer entsprechend großen Pfanne die Butter zerlassen und die Zwiebeln darin glasig schwitzen. Die Pilze zugeben und unter vorsichtigem Rühren dünsten. Die fein gewiegten Küchenkräuter und die Basensauce zugeben. Mit Salz und Pfeffer gut abschmecken (evtl. noch eine fein zerdrückte Knoblauchzehe zugeben).

Tip:

Sie können den Nudelteig für die Tagliatelle auch selber machen (Rezept 47). Eine kleine Nudelmaschine leistet hier wertvolle Dienste.

Wichtig!
Sämtliche italienische Nudelsorten mit Hartweizengrieß sind in der Regel ohne Ei hergestellt.

Rezept 49

Nudeltaschen aus Kärnten

4 Portionen

Zutaten
300 g frischer Nudelteig (Rezept 47)

Für die Füllung:
250 g Kartoffeln geschält und gegart
80 g Zwiebeln
20 g Butter halbfett/Milchhalbfett
5 g Knoblauch (2 Zehen)
120 g Quark Magerstufe
2 g Kerbel
1 g Pfefferminze
Meersalz
Pfeffer aus der Mühle

Für die Sauce:
$^1/_8$–$^1/_4$ l Basensauce (Rezept 37/38)
5 g Kerbel
60 ml (60 g) Joghurt entrahmt
100 g Tomaten
100 g Frischkäse Magerstufe (Ziegen- oder Schafskäse)

Pro Portion:
Kcal 156 • EW 11,0
F 6 • KH 15
Ca 115 • LinS 0,5
AraS 0,0 • Vit C 16,4
Vit E 0,4

Zubereitung:

1. Die Kartoffeln in der Schale weichdämpfen, pellen und zerdrücken. Zwiebeln und die Knoblauchzehe schälen und ganz fein hacken. In einer Pfanne in Butter glasig schwitzen und zu den Kartoffeln geben. Die fein gewiegten Küchenkräuter zugeben (Kerbel und Minze) und mit Salz und Pfeffer gut abschmecken.
2. Den Nudelteig möglichst dünn ausrollen und Rechtecke von 5x7 cm radeln. Die Füllung löffelweise darauf verteilen. Die Rechtecke zu Täschchen zusammenfalten und die Ränder fest andrücken. In sprudelnd kochendem Salzwasser etwa 8 Minuten kochen und herausnehmen (Die Nudeln werden in Österreich mit zerlassener Butter und grünem Salat serviert.
3. Für die Sauce kleingeschnittene, geschälte und entkernte Tomatenwürfel mit Joghurt (oder Sauerrahm -10%) und Frischkäse mischen, mit etwas Basensauce (mit soviel Kerbel gemixt, daß die Soße grün wird) mischen und zu den angerichteten Nudeln geben.

Tip:

Diese Teigtaschen können auch mit Spinat und Schafskäse gefüllt werden. In Kärnten füllt man die Teigtaschen auch mit gedämpfter Hirse mit Quark vermischt. Die Füllung pikant abschmecken.

Rezept: 50

Krautfleckerln

4 Portionen

Zutaten

Für den Nudelteig:
300 g Weizen-Vollkornmehl (oder Dinkelmehl aus Vollkorngetreide)
80 g Hühner-Eiweiß
10 g Leinöl (oder Olivenöl)
100 ml Wasser
1/2 TL Meersalz

Für die Krautfleckerln:
300 g Weißkohl gegart (= 550 g Weißkraut roh geschnitten)
100 g Zwiebeln
20 g Olivenöl
2 g Küchenkräuter
20 g Zucker braun/Rohzucker
Meersalz, Kümmel
weißer Pfeffer aus der Mühle
1 EL gehackte Petersilie

Pro Portion:
kcal 387 • EW 12,2
F 13 • KH54
Ca 74 • LinS 2,0
AraS 0,0 • Vit C 18,0
Vit E 3,2

Zubereitung:

1. Den Nudelteig zubereiten, wie in Rezept 47 beschrieben. Den Teig in Folie wickeln und 1 Stunde im Kühlschrank ruhen lassen. Dann den Teig auf einer bemehlten Arbeitsfläche nudeldünn ausrollen und leicht antrocknen lassen. Anschließend zu Fleckerln, d. h. zu kleinen Quadraten mit 1,5 cm Kantenlänge, schneiden, in sprudelnd kochendem Salzwasser al dente kochen und absieben. Kurz mit kaltem Wasser abschrecken, damit sie nicht zusammenkleben und sich später gut mischen lassen.
2. Inzwischen das Weißkraut putzen, die äußeren Blätter und den Strunk entfernen. Das Kraut in Streifen schneiden. Die Zwiebeln fein hacken.
3. Das Olivenöl in eine Pfanne geben und die Zwiebelwürfel darin hell anschwitzen. Das Weißkraut zugeben, mit Salz und Pfeffer würzen und kurz mitdünsten lassen. Den Zucker karamelisieren (in der Ecke der Pfanne zum Schmelzen bringen) und die Fleckerln untermischen. Gut heiß machen.
4. Mit Kümmel, Salz und Pfeffer nochmals gut nachwürzen und mit Petersilie bestreuen.

Tip:

Die Krautfleckerln können mit Schinkenwürfelchen gemischt werden, wenn Sie sie mit zwei Eiweiß und 1/8 l Milch, gut verquirlt, im Ofen bei 200° C etwa 15 Minuten überbacken (fettarmer Schinken vom Rind oder von der Pute).

Rezept 51

Lasagne mit Gemüsesugo

4 Portionen

Zutaten
400 g Teigwaren aus Hartgrieß
(16 Stück trockene oder
600g frische Lasagneblätter)

Für den Gemüsesugo:
50 g Lauchzwiebeln
150 g Möhren
150 g Knollensellerie
50 g Bleichsellerie
150 g Fenchel
200 g Tomaten
2 g Basilikum
5 g Olivenöl
20 g Tomatenmark
125 ml (125 g) Gemüsebrühe (Rezept 18)
60 g Schmelzkäse mager
$^{1}/_{4}$ l dicke Basensauce (Rezept 38)
Salz
Pfeffer aus der Mühle
2 EL Tomatenmark

Pro Portion:
kcal 446 • EW 18,2
F 6 • KH 79
Ca 146 • LinS 1,4
AraS 0,0 • Vit C 59,1
Vit E 3,9

Zubereitung:

1. Für die Gemüsesauce die Zwiebeln fein würfeln. Das geputzte Gemüse sehr klein würfeln oder fein hacken. In einer Kasserolle das Olivenöl erhitzen und darin die Lauchzwiebeln mit dem Gemüse anbraten. Mit der Gemüsebrühe auffüllen, salzen und weichdünsten. Dabei nach Bedarf immer wieder etwas Brühe nachgießen.
2. Die Tomaten blanchieren, enthäuten, Strunk und Samen entfernen. Zusammen mit dem Tomatenmark zum trocken gedünstetem Gemüse geben, mit fein geschnittenen Basilikumblättern, Salz und Pfeffer gut abschmecken.
3. Die Lasagneblätter in sprudelnd kochendem Salzwasser 7–9 Minuten garen. Herausheben, glatt auslegen und mit einem feuchten Tuch abdecken. Den Boden einer Auflaufform mit Butter ausstreichen und als erste Lage 4 Lasagneblätter überlappend hineinlegen. Darauf die Hälfte der Gemüsesauce verteilen. Den gesamten Vorgang wiederholen. Die letzte Schicht ist, an Stelle einer Bechamelsauce, die dicke Basensauce (Rezept 38). Sie wird mit dem Käse bestreut. Bei 180 °C im vorgeheizten Ofen in 20 Minuten goldgelb backen.

Tip:

Lasagneblätter werden in verschiedenen Ausführungen angeboten. Neben den weißen und mit Spinat gefärbten grünen Blättern gibt es auch vorgegarte Instant-Lasagneblätter. Sie müssen nicht vorher gegart werden, brauchen aber reichlich Sauce, da sie viel Flüssigkeit aufnehmen.
Sie können anstatt Teigblätter auch angebratene Zucchinischeiben oder Melanzanischeiben nehmen, die al dente gegart werden.
Das Rezept für selbstgemachte Lasagneblätter finden Sie auf Seite 128, Rezept 47).

Rezept 52

Hartweizennudeln mit Flußkrebsen

4 Portionen

Zubereitung:

1. Die Nudeln in sprudelnd kochendem Salzwasser al dente kochen und absieben.
2. Grobgeschnittenen Lauch oder Jungzwiebel in einer Pfanne in Butter andünsten. Fein geschnittenes Gemüse (Möhren, Bleichsellerie, Wurzelpetersilie) zugeben, salzen und mit Weißwein weichdünsten (eventuell etwas Gemüsebrühe zugießen).
3. Wenn die Flüssigkeit verdunstet ist, die dicke Basensauce mit den Krebsen mischen und kurz erwärmen. Mit fein geschnittenen Basilikumstreifen, Salz und Pfeffer gut abschmecken und über die Nudeln anrichten. Mit Kerbel garnieren.

Tip:

Sehr gut schmeckt dieses Gericht auch mit Mangold, Spinat oder Brokkoli und geschälten, entkernten Tomatenwürfeln. Statt Flußkrebsen können Sie auch andere Schalentiere nehmen.

Hinweis

Sie können dieses Gericht gut vorkochen und im Kühlschrank aufbewahren.

Zutaten

300 g Teigwaren aus Hartgrieß (Sepianudeln, Tagliatelle oder Penne)
100 g Lauchgemüse
100 g Möhren
100 g Bleichsellerie
50 g Wurzelpetersilie
2 g Basilikum
20 g Butter halbfett
125 ml Weißwein halbtrocken
$^1/_4$ l Basensauce (Rezept 37/38/39)
400 g Flußkrebs tiefgefroren gegart
1 g Kerbel
Meersalz
weißer Pfeffer aus der Mühle

Pro Portion:
kcal 435 • EW 30,1
F 6 • KH 59
Ca 109 • LinS 0,9
AraS 0,0 • Vit C 15,4
Vit E 1,2

Rezept 53

Hartweizennudeln mit Ziegenkäse

4 Portionen

Zutaten
300 g Teigwaren aus Hartgrieß

Für die Sauce:
80 g Zwiebeln
2 g Knoblauch
700 g Tomaten
20 g Butter halbfett/Milchhalbfett
2 g Basilikum
2 g Oregano
120 g Frischkäse Magerstufe (Ziegenkäse)
Pfeffer aus der Mühle
feines Meersalz
Butter zum Ausstreichen der Form

Pro Portion:
kcal 344 • EW 16,4
F 4 • KH 60
Ca 93 • LinS 0,6
AraS 0,0 • Vit C 45,1
Vit E 1,8

Zubereitung:

1. Die Nudeln in sprudelnd kochendem Salzwasser al dente kochen. In einem Sieb abschütten. (Die Makkaroni schmekken auch mit Tomatenwürfel und Basilikum!)
2. Den Knoblauch und die Zwiebeln schälen und fein hacken. Die Tomaten blanchieren, häuten, vierteln, Stielansatz und Samen entfernen und das Fruchtfleisch würfeln. Die Butter in der Pfanne zerlassen, den Knoblauch und die Zwiebeln kurz anschwitzen. Die Tomaten zugeben und 2–3 Minuten mitdünsten. Die Kräuter (Basilikum, Thymian, Oregano und Petersilie) zugeben, salzen und pfeffern. Die Nudeln untermischen.
3. Eine Auflaufform mit Butter ausstreichen und die Nudelmischung einfüllen. Mit dem geriebenen Ziegenkäse bestreuen. Den frischen Ziegenkäse in Scheiben schneiden und auf den Nudeln verteilen. Bei 200 °C in den vorgeheizten Ofen schieben und 20 Minuten überbacken.

Tip:

Meiden Sie jeden fetten Käse, wenn es geht. Zum Überbacken eignet sich auch fettarmer Mozzarella, Sauermilch und. Kochkäse, Butterkäse oder Schafs-Frischkäse.

> **Hinweis**
> Sie können die meisten Gerichte auch im Wok zubereiten.

Rezept 54

Tagliatelle mit Meeresfrüchten

4 Portionen

Zutaten
350 g Teigwaren aus Hartgrieß

Für die Tomatensauce:
500 g Tomaten
50 g Zwiebeln (besser sind Schalotten, da sie weniger Schärfe haben)
5 g Knoblauch
5 g Olivenöl
2 g Küchenkräuter
Meersalz
Pfeffer aus der Mühle

Außerdem:
150 g Tintenfisch frisch gegart
100 g Krabben (Shrimps) gegart
40 g Oliven schwarz
20 g Butter
1 g Basilikum
1 g Thymian

Pro Portion:
kcal 473 • EW 24,3
F 11 • KH 68
Ca 93 • LinS 1,1
AraS 0,0 • Vit C 33,9
Vit E 3,5

Zubereitung:

1. Für die Sauce die Tomaten kurz blanchieren, kalt abschrecken, häuten, halbieren, Stielansatz und Samen entfernen, das Fruchtfleisch in Würfel schneiden. Die Schalotten und den Knoblauch schälen und sehr fein hacken. Das Öl in einer entsprechend großen Kasserolle erhitzen, Schalotten und Knoblauch darin anschwitzen. Die Tomatenwürfel zugeben, salzen, pfeffern, und die Kräuter (Basilikum, Thymian und Petersilie) untermischen. Alles etwa 5 Minuten köcheln lassen. Die Sauce warmhalten.
2. Die Tintenfische vorbereiten (siehe Seite176, Rezept 92). Die Fangarme und den Körper kurz in kochendem Salzwasser anziehen lassen. Den beutelartigen Körper in Ringe schneiden, die Fangarme ganz belassen. Oliven entsteinen.
3. Die Nudeln in sprudelnd kochendem Salzwasser al dente kochen, absieben und kurz abschrecken. Butter in der Pfanne erhitzen und die Garnelen darin kurz kurz schwenken. Mit den Tintenfischen und den Oliven in die Tomatensauce geben. Die Nudeln zufügen und alles zusammen kurz erhitzen. Mit Basilikum und fein gehacktem Thymian abschmecken, auf Teller anrichten und sofort servieren.

Tip:

Nudeln, Olivenöl, frische Kräuter, Meeresfrüchte und natürlich Tomaten – damit läßt sich wirklich kreativ kochen. Und mit einiger Phantasie wäre vielleicht das Rezept überflüssig, wenn man schon genug „Pasta-Erfahrung" hat. Eine qualitative Frage sind noch die Nudeln: fertig gekauft oder selbst gemacht? Tatsächlich gibt es sehr gute Tagliatelle in Form von Nestern aus der Tüte, aber sie können doch niemals mit selbstgemachten Nudeln konkurrieren.

Rezept 55

Algen-Tagliatelle

4 Portionen

Zutaten

Für die Tagliatelle:
150 g Algen
80 g Hühner-Eiweiß
10 ml (10 g) Olivenöl
100 g Weizen-Grießmehl
120 g Weizen-Vollkornmehl

Für die Sauce:
20 ml (20 g) Sojasoße
20 g Zucker braun/Rohzucker
20 g Butter halbfett/Milchhalbfett
50 g Lauchzwiebeln
50 g Joghurt entrahmt
400 g Tomaten
2 g Basilikum
1 g Küchenkräuter
Meersalz
weißer Pfeffer aus der Mühle

Pro Portion:
kcal 292 • EW 12,6
F 6 • KH 46
Ca 106 • LinS 0,9
AraS 0,0 • Vit C 28,6
Vit E 1,9

Zubereitung:

1. Die Algen putzen, waschen und fein hacken (getrocknete Algen 20 Minuten vorher wässern und so gegeneinander reiben, bis sich die äußere, braune Schicht ablöst. Waschen, blanchieren und 1/3 davon fein hacken).
2. Die 2 Eiweiß mit einer Prise Salz verschlagen. Öl, 2/3 der gehackten Algen und Grießmehl einrühren. Mehl mit den Händen unterkneten, bis eine glatte, zähe Kugel entsteht. Den Teig 1 Stunde ruhen lassen, mit einer Nudelmaschine ausrollen und in Tagliatelle (Bandnudeln) schneiden.
3. Für die Sauce fein geschnittene Jungzwiebeln in Butter anschwitzen. Tomaten häuten, vierteln, entkernen und kleinschneiden. Basilikumblätter in feine Streifen schneiden. Beides zu den Schalotten geben, salzen, pfeffern und kurz reduzieren lassen. Restliche Algen zugeben und mit Sojasauce, Zucker und Salz gut abschmecken. Joghurt einrühren, nicht mehr kochen.
4. Die Nudeln in Salzwasser al dente kochen, abgießen. Mit der Sauce und den Algen mischen.

Tip:

Algen gehören zu den Grundnahrungsmitteln in Japan. Sie alle schmecken nach Meer. Milde purpurrote Dulse und spinatgrüne Ulve kommen aus kühlen nordeuropäischen Gewässern. Dünne, braune Meeres-Spaghetti stammen von der bretonischen Küste, durchscheinend grüne Wakame wachsen an Japans Stränden. Das kalorienarme, aber extrem nährstoffreiche Meeresgemüse ist in Japan sehr populär.

Rezept 56

Spätzle mit Champignons und Kräutern

4 Portionen

Zubereitung:

1. Für den Spätzleteig das Mehl in eine Schüssel geben, in die Mitte eine Mulde drücken und die 5 Eiweiß hineingleiten lassen. Salz zugeben und zunächst die Hälfte des Wassers hineingießen. Mit einem Kochlöffel die Zutaten vermischen und zu einem glatten Teig „schlagen". Die richtige Konsistenz ist erreicht, wenn der Teig, den man mit einem Löffel auf das Spätzlebrett gibt, weitestgehend seine Form behält und nicht stark verläuft.
2. Ein Brettchen, vorn möglichst spitz zulaufend, ins kochende Wasser tauchen, darauf einen Löffel Teig geben und diesen in Form von „dünnen Würmchen" mit einem Messer oder mit einem Schaber in das siedende Wasser schaben. Wenn die Spätzle an der Oberfläche schwimmen, mit einem Schaumlöffel herausheben.
3. Die Champignons für die Sauce putzen und in Scheiben schneiden. Schalotten schälen und fein hacken. Die Butter in einer entsprechend großen Kasserolle zerlaufen lassen und die Schalottenwürfel darin weichdünsten. Mit dem Weißwein ablöschen und 1–2 Minuten köcheln lassen. Die Basensauce zugießen, salzen und pfeffern. Vom Feuer nehmen, die gehackten Kräuter (Petersilie, Schnittlauch, Bärlauch und Liebstöckel) zufügen. Die Champignons untermischen.
4. Die heißen Spätzle auf Tellern anrichten, mit der Champignonsauce übergießen und mit dem zerbröckelten Käse bestreuen. Mit Kräutern garnieren.

Tip:

Spätzle schmecken auch ohne Käse hervorragend. Als Abwechslung empfehle ich ein Gemüseratatouille zu den Spätzle. Sie können das Eiweiß auch reduzieren, indem Sie statt dessen 40 ml Wasser nehmen (1 Hühnerei enthält 40g Eiweiß). Auch als Beilage mit etwas Butter sind Spätzle bestens geeignet!

Zutaten
500 g Dinkel-Vollkornmehl
200 g Hühner-Eiweiß
200 ml (200 g) Trinkwasser

Für die Sauce:
20 g Butter halbfett/Milchhalbfett
50 g Zwiebeln
300 g Pilze
40 ml Weißwein halbtrocken
2 g Küchenkräuter
ca. 1/8 l Basensauce (Rezept 37/38)
80 g Frischkäse Magerstufe (Ziegenkäse, Schafskäse oder fettarmer Mozzarella)

Pro Portion:
Kcal 536 • EW 26,3
F 6 • KH 91
Ca 53 • LinS 0,3
AraS 0,0 • Vit C 4,9
Vit E 0,2

Rezept 57

Spinatnocken mit Salbei

4 Portionen

Zutaten
500 g Blattspinat frisch
250 g Toastbrot mit Schrotanteil
10 g Butter halbfett/ Milchhalbfett
80 g Hühner-Eiweiß
100 ml (100 g) Kuhmilch entrahmt
80 g Weizenmehl (Dinkel- oder Weizen-Vollkornmehl)
50 g Frischkäse Magerstufe
10 g Butter halbfett/ Milchhalbfett
80 g junge Zwiebeln
Meersalz
Pfeffer aus der Mühle
Muskatnuß gerieben
10 Salbeiblätter

Pro Portion:
Kcal 329 • EW 15,7
F 8 • KH 47
Ca 243 • LinS 0,8
AraS 0,0 • Vit C 66,7
Vit E 2,3

Zubereitung:

1. Den Spinat verlesen, waschen, gut abtropfen lassen. Schalotten schälen und fein hacken. Schalottenwürfel in einer großen Pfanne mit Butter anschwitzen, Spinat zugeben, salzen und zugedeckt etwa 2 Minuten weichdünsten. Gut ausdrücken und fein hacken. Das Weißbrot entrinden, klein würfeln, mit der Milch begießen und durchmischen.
2. Spinat, Eiweiß, Mehl und Gewürze zugeben und alles gut vermengen. Mit einem Eßlöffel in der nassen Hand zu Eigroßen Nocken formen. In kochendes Salzwasser geben, die Hitze reduzieren und in 5-7 Minuten garziehen lassen. Herausnehmen und abtropfen lassen. In einer Form die Butter zerlassen, die Salbeiblätter darin schwenken, die Nocken hineinlegen, mit der Salbeibutter begießen und mit Käse bestreuen.

Tip:

Sie können auch sehr wenig Ziegen-Parmesan oder Schafskäse verwenden. Geschälte Tomatenwürfel passen ebenfalls gut dazu. Die Nocken können Hauptspeise oder Beilage sein.

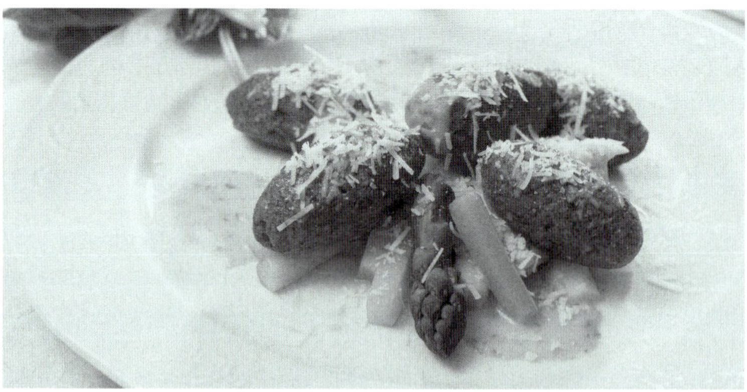

Rezept 58

Kartoffelnudeln

Grundrezept - 4 Portionen

Zutaten
400 g Kartoffeln gegart (Mehlige Sorte in der Folie braten und pellen)
150 g Weizen- oder Dinkel-Vollkornmehl
80 g Hühner-Eiweiß
50 g Frischkäse Magerstufe
40 ml (40 g) Trinkwasser
Meersalz
Muskatnuß gerieben

Pro Brötchen:
kcal 206 • EW 10
F 1 • KH 38
LinS 0,4 • AraS 0,0
Vit C 44,8 • Vit E 3,4

Zubereitung:

1. Die Kartoffeln in Alufolie wickeln. Bei 200° C im vorgeheizten Ofen 1 Stunde backen und pellen. Das Mehl auf die Arbeitsfläche häufen, in die Mitte eine Mulde drücken, Salz, Pfeffer und Käse hineingeben. Die heißen Kartoffeln kranzförmig auf den Mehlrand drücken. Die 2 Eiweiß und das Wasser in die Mulde geben und alles miteinander rasch zu einem glatten Teig kneten. Kurz ruhen lassen.
2. Den Kartoffelteig zu zwei Strängen von 3-4 cm Durchmesser rollen und mit Mehl bestäuben. Von den Teigrollen mit einem großen Messer Stücke von etwa 1 cm Breite abschneiden. Die Teigstücke mit der Hand zu Nudeln rollen, die an beiden Enden spitz zulaufen.
3. In leicht gesalzenes, kochendes Wasser einlegen, 6 Minuten ziehen lassen und herausheben.

Hinweis
Sie können die Nudeln auch für eine weitere Mahlzeit vorbereiten. Dann die Kartoffelnudeln in einer Pfanne mit Butter anbraten und dazu einen grünen Salat servieren. Gekochte Nudeln können dadurch noch besser schmecken.

Kartoffelnudeln mit Muscheln und Tomaten

4 Portionen

Zutaten
400 g Tomaten
50 g Zwiebeln
2 g Knoblauch
60 g Möhren
60 g Bleichsellerie
20 g Olivenöl
375 ml (375 g) Gemüsebrühe (Rezept 19)
2 g Küchenkräuter
400 g Flußkrebse (mariniert)
(Miesmuscheln mit Schale 800 g)

Pro Portion:
kcal 407 • EW 30,6
F 11 • H 44
Ca 109 • LinS 2,3
AraS 0,0 • Vit C 44,8
Vit E 3,4

Zubereitung:

1. Für die Sauce die Tomaten kurz blanchieren, häuten, halbieren, Stielansatz und Samen entfernen, das Fruchtfleisch würfeln. Die Zwiebeln und den Knoblauch ganz fein hacken. Die Möhren und den Stangensellerie fein würfeln.
2. Das Öl in einer Kasserolle erhitzen und die Zwiebel- und Knoblauchwürfel darin hell anschwitzen. Die Möhren und Selleriewürfel zugeben und 2–3 Minuten mitschwitzen lassen. Die Tomatenwürfel zugeben, salzen und pfeffern. Gemüsebrühe (statt Fischfond) aufgießen und etwa 15 Minuten leicht köcheln lassen.
3. Inzwischen die Muscheln unter fließendem kalten Wasser gründlich abbürsten und Sand- und Kalkreste entfernen. Die Bärte mit den Fingern abziehen. Geöffnete Exemplare wegwerfen, da sie verdorben sein können. Die Muscheln in die Tomatensauce geben und bei geschlossenem Topf garen, bis sie sich geöffnet haben. Zur Sicherheit nicht geöffnete Exemplare verwerfen.
4. Die Kartoffelnudeln auf Teller verteilen. Darüber die Sauce mit den Muscheln geben und mit den Kräutern (Basilikum, Petersilie) bestreuen.

Tip:

Wenn Sie die Kartoffelnudeln als Süßspeise verwenden wollen, dann rollen Sie diese nach dem Kochen in Vollkornbrösel mit Vollzucker oder gemahlenem Mohn. Dazu paßt ein Pflaumenröster (Pflaumenmus), Fruchtmark oder Kompott.

Rezept 59

Hausgemachte Gnocchi

4 Portionen

Zutaten
650 g Kartoffeln gegart (mehlige Sorte, in der Folie gebacken, 600-700 g)
250 g Weizen-Vollkornmehl
100 g Weizengrieß
40 g Hühner-Eiweiß
Meersalz

Für den Tomatensugo:
700 g Tomaten
50 g Zwiebeln
20 g Olivenöl
2 g Knoblauch
Meersalz
Pfeffer aus der Mühle
1 Rosmarinzweig
1 EL gehacktes Basilikum
Basilikumblättchen zum Garnieren

Pro Portion:
kcal 492 • EW 16,3
F 9 • KH 84
Ca 60 • LinS 1,5
AraS 0,0 • Vit C 63,8
Vit E 3,1

Zubereitung:

1. Die Kartoffeln waschen, in Alufolie wickeln und bei 200° C im vorgeheizten Ofen 1 Stunde backen. Herausnehmen und pellen. Das Mehl auf eine Arbeitsfläche häufen, in die Mitte eine Mulde drücken, Grieß, Salz und Eiweiß dazugeben. Die heißen Kartoffeln kranzförmig auf den Mehlrand drücken und alles zu einem glatten Teig verkneten. Kurz ruhen lassen. Zu dünnen Strängen von etwa 5 mm Dicke rollen und mit Mehl bestäuben. 1 cm lange Stücke abschneiden. Die Gnocchi in sprudelnd kochendes Salzwasser einlegen und ziehen lassen. Sobald sie an die Oberfläche steigen, mit einem Schaumlöffel vorsichtig herausheben und warm stellen.
2. In der Zwischenzeit die Tomaten kurz blanchieren, häuten, vierteln, Samen und Stielansatz entfernen und das Fruchtfleisch in kleine Würfel schneiden. Das Öl in einer Kasserolle erhitzen, die Schalottenwürfel und die Knoblauchzehe darin hell anschwitzen. Tomatenwürfel, Rosmarin und Basilikum kurz mitschwitzen lassen. Mit Salz und Pfeffer würzen.
3. Die Gnocchi auf Tellern anrichten und mit Tomatensauce übergießen. Mit Basilikumblättchen garnieren.

Tip:

Mit weiteren Zutaten lassen sich diese Gnocchi noch variieren und aufwerten, etwa mit frisch gekochten Scampis oder Muscheln. Sie schmecken auch nur mit wenig Parmesan bestreut hervorragend.

Rezept 60

Risotto von Radicchio di Treviso

4 Portionen

Zutaten
50 g Schalotten
5 g Knoblauch
20 g Butter halbfett/ Milchhalbfett
200 g Risotto-Reis (Vollwert)
160 ml (160 g) Weißwein trocken
700 ml Gemüsebrühe (Rezept 18/19)
200 g Radicchio
Meersalz
weißer Pfeffer aus der Mühle

Pro Portion:
kcal 127 • EW 2,2
F 6 • KH 9
Ca 53 • LinS 0,8
AraS 0,0 • Vit C 18,4
Vit E 0,2

Zubereitung:

Schalotten und Knoblauch fein würfeln. In heißer Butter glasig schwitzen. Den Risotto-Reis zugeben und unter Rühren ebenfalls glasig werden lassen. Salzen. Mit Weißwein ablöschen. Die Flüssigkeit im offenen Topf bis auf die Hälfte reduzieren, also einkochen lassen. Unter häufigem leichtem Rühren etwa 15 Minuten im offenen Topf köcheln lassen. Dabei von der Gemüsebrühe jeweils soviel zugießen, daß der Reis immer leicht bedeckt ist. Geschnittenen Radicchio zugeben und kurz erhitzen. Nochmals abschmecken.

Tip:

In Italien gibt man etwa 20 g fein geriebenen Parmesan zu diesem Risotto. Es gibt viele Rundkorn-Reissorten zur Wahl. Spargel, Gemüse, Pilze und Kräuter sind bestens geeignet, einen Risotto zu variieren.

Wichtig!
Wen Sie Risotto vorkochen wollen, ist es empfehlenswert, ihn nicht zu lange warm zu halten, da er sonst breiig wird. Besser auskühlen lassen und portionsweise mit wenig Gemüsebrühe oder Basensauce wieder erwärmen.

Rezept 61

Reis mit Frühlingsgemüse

4 Beilagen-Portionen

60 g Reis (Vollkorn-Langkornreis)
200 g Spargel
200 g Möhren
150 g Kohlrabi
150 g Rüben
20 g Rübenblatt
50 g Zwiebeln
200 g Lauchzwiebeln
350 ml Gemüsebrühe (Rezept 18/19)
40 g Butter halbfett/Milchhalbfett
10 g Zucker
Meersalz
weißer Pfeffer aus der Mühle

Zubereitung:

Reis in Salzwasser 20 Minuten kochen. Grünen Spargel, Karotten und Rüben schälen, die Haut vom Kohlrabi dünn abziehen. Das Gemüse in mundgerechte Stücke teilen. Gewürfelte Schalotten in heißer Butter glasig anschwitzen. Zucker einstreuen, Gemüse und Fond zugeben. Im offenen Topf kochen, bis der Gemüsefond fast verdampft ist und das Gemüse glänzt. In den letzten 3 Minuten die kleingeschnittenen Frühlingszwiebeln mitgaren. Den abgetropften Reis zum Gemüse geben und erwärmen. Mit frisch gemahlenem Pfeffer abschmecken.

Pro Person:
kcal 194 • EW 4,9
F 6 • KH 27
Ca 183 • LinS 1,5
AraS 0,0 • Vit C 58,8
Vit E 2,2

Tip:

Im Unterschied zu Risotto werden bei Gemüsereis Reis und Gemüse nicht zusammen gekocht, sondern kurz gegartes und glaciertes Gemüse mit gekochtem Reis vermischt. Achten Sie darauf, daß Vollkornreis länger kochen muß als weißer Reis.

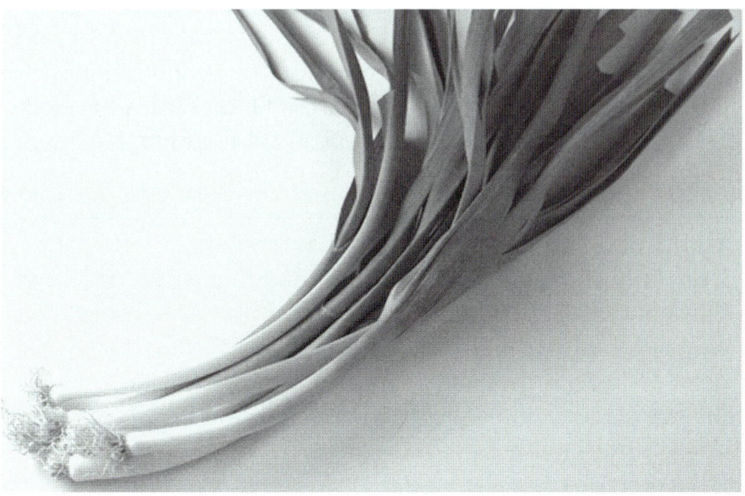

Mayrs Küchentechnik

Das werterhaltende Dünsten

Dünsten wird immer wieder mit Dämpfen verwechselt. Es bestehen aber entscheidende Unterschiede bei diesen zwei Garungsverfahren. Ich will Ihnen dies anhand einer Karotte aufzeigen.
Beim Dämpfen wird die Karotte in den Kocheinsatz gelegt. Das Wasser ist darunter und kommt mit der Karotte nicht in Verbindung. Obenauf ist der Deckel und die Karotte wird durch den rotierenden Dampf weichgegart.
Anders ist es beim Dünsten: Die Karotte wird in Scheiben oder Würfel geschnitten. Mit etwas Butter werden die Karottenscheiben in einem Topf angeschwitzt – dabei dürfen sie keine Farbe annehmen – und dann mit Mineralwasser oder Gemüsebrühe aufgegossen und zugedeckt weichgedünstet. Dabei müssen Sie immer wieder von Zeit zu Zeit nachgießen. Zuletzt muß die Flüssigkeit nahezu völlig verdunstet sein, wenn die Karottenscheiben gar sind – also weder zu fest, noch zu weich. „Al dente" sollen sie sein, noch „Biß" haben. Diesen Vorgang nennt man Dünsten. Genau nach dieser Methode kann auch Fisch oder Fleisch gedünstet werden. Es versteht sich, daß bei gedünsteten Fischen die Garzeit kurz ist. Man gibt etwas Weißwein und Frischkräuter wie Thymian, Basilikum oder Dill dazu.
Dünsten ist immer schmackhafter als Dämpfen, weil etwas Fett (Butter oder warmgepreßtes Öl) als Geschmacksträger verwendet wird.

Mit Mineralwasser oder Wasser aufgießen?

Der Aufguß kann aus Wasser, Mineralwasser oder bei Fleisch- oder Fischgerichten aus einer Mischung von Gemüsefond mit Fleisch- oder Fischfond besten. Wenn Sie beim Dünsten von Gemüse Mineralwasser mit Kohlensäure verwenden, dann sorgt die Kohlensäure dafür, daß das Gemüse schneller weich wird.

Mariniertes Gemüse als Vorspeise, Hauptgericht oder Abendessen

Das Wichtigste auf einen Blick

Mit Kräutern und Öl marinierte Antipasti gehören in großer Vielfalt zum Angebot der italienischen Küche. Sie verkürzen die Wartezeit auf die Pasta. Weich gegartes Gemüse, frische Mittelmeerkräuter, Knoblauch nach Bedarf und bestes Öl – so einfach ist das Rezept. Je feiner das Öl, desto wertvoller die Speise. Das Öl ist Gewürz und Frischhaltemittel zugleich. Nur die Menge muß etwas zurückgenommen werden. Mit zart grünem, duftenden Olivenöl kann man von der Karotte bis zum Spinat jedes Gemüse zu einer Köstlichkeit machen, die gut vorbereitet werden kann und im Kühlschrank (je nach Gericht) 1–2 Tage gut hält.

Der Großteil der im Rezeptteil angeführten Gemüse-Antipasti ist auch hervorragend als leichtes Mittagessen oder Abendessen geeignet, entweder leicht erwärmt mit einem Stück Brot, mit ein paar gedämpften Kartoffeln, mit ein paar Nudeln oder einer kleinen Portion Reis serviert. Gerade dazu schmeckt ein guter Vollkornreis phantastisch.

Am Abend Gemüse-Antipasti statt Rohkostsalate – heißt meine Empfehlung.

Im Gegensatz zu Rohkostsalaten – die mittags, nicht aber am Abend gegessen werden sollten – zählt gekochtes Gemüse nicht zu den „gärungsfreudigen" Gerichten. Wenn Sie empfindlich auf Zwiebeln und Knoblauch reagieren, dann lassen Sie dieses Gemüse einfach weg und es schmeckt immer noch gut. Gedämpfter Blattspinat ist in diesem Fall leichter bekömmlich als Bohnensalat mit Rosmarin. Schlagen Sie die Rubrik „Basensuppen" auf und Sie finden genügend leichte, magenwärmende Suppen, die am Abend genauso empfehlenswert sind wie leichte Fischgerichte mit Gemüse. Aus diesen Speisen kann jede Menü-Reihenfolge kreiert werden.

Rezept 62

Gemüse-Ratatouille

4 Portionen

Zubereitung:

Auberginen und Zucchini putzen und kleinschneiden. Je eine gelbe, grüne und rote Paprikaschote entkernen und grob würfeln. Fleischtomate abziehen, vierteln und entkernen. Zwei geschnittene Zwiebeln und zwei zerdrückte Knoblauchzehen in einer Kasserolle andünsten und leicht bräunen. Das vorbereitete Gemüse zufügen, ebenfalls andünsten, salzen, pfeffern und mit $^1/_8$ l Gemüsebrühe ablöschen. Je $^1/_2$ TL Thymianblättchen und Rosmarin untermischen. Das Gemüse bei kleiner Hitze im geschlossenen Topf garen. Mit 1 EL gehackter Petersilie bestreuen und servieren.

Tip:

Diese südfranzösische Spezialität tendiert – je nach persönlicher Vorliebe des Kochs – mehr in Richtung Dünsten oder wird zum Schmorgericht! Man kann Ratatouille übrigens auch kalt, wie einen Salat, essen.

Hinweis

Aus kaltem Gemüse-Ratatouille können Sie im Nu ein Antipasti-Gericht zaubern, indem Sie etwas kaltgepreßtes Olivenöl, Salz, Pfeffer und Balsamico-Essig darübergeben. Es kann auch lauwarm gegessen werden.

Zutaten

300 g Auberginen
350 g Zucchini
400 g Paprikaschoten (je eine gelbe, grüne und rote Paprikaschote)
250 g Tomaten
250 g Zwiebelgemüse
5 g Knoblauch
20 ml (20 g) Olivenöl
2 g Küchenkräuter
Salz
Pfeffer aus der Mühle
$^1/_8$ l Gemüsebrühe (Rezept 18/19)

Pro Portion:
kcal 216 • EW 5,1
F 16 • KH 14
Ca 79 • LinS 1,9
AraS 0,0
Vit C 176,4 • Vit E

Rezept 63

Tomaten mit Hüttenkäse

4 Portionen

Zutaten
600 g Tomaten sonnengereift
250 g Hüttenkäse Magerstufe
50 g Oliven schwarz
40 ml (40 g) Olivenöl kaltgepreßt
2 g Basilikum
Meersalz
Pfeffer aus der Mühle

Pro Portion:
kcal 208 • EW 10,0
F 16 • KH 7
Ca 75 • LinS 1,4
AraS 0,0 • Vit C 37,0
Vit E 2,6

Zubereitung:

Sonnengereifte Tomaten kurz blanchieren, häuten, in Scheiben schneiden, abwechselnd mit 1 TL Hüttenkäse anrichten. 1 Prise Salz, etwas Pfeffer, fein geschnittenes frisches Basilikum und Oliven darübergeben. Mit kaltgepreßtem Olivenöl beträufeln.

Tip:

Die klassische Zusammensetzung ist mit Mozzarella. Diesen Büffelkäse gibt es auch in Magerstufe. Gutes Öl ist ausschlaggebend. Sehr gut eignet sich auch Kürbiskern- oder Walnußöl, kaltgepreßt. Leinöl ist zwar wertvoll, hat aber einen starken Eigengeschmack.

Rezept 64

Blattspinat mit Knoblauch

6 Portionen

Zutaten
800 g Blattspinat
50 g Schalotten
5 g Knoblauch
20 g Butter halbfett/ Milchhalbfett
Meersalz
weißer Pfeffer aus der Mühle
Muskatnuß frisch gerieben

Pro Portion:
kcal 39 • EW 3,7
F 2 • KH 2
Ca 175 • LinS 0,0
AraS 0,0 • Vit C 71,7
Vit E 1,9

Zubereitung:

1. Geputzten und verlesenen Spinat gründlich waschen und in einem Sieb gut abtropfen lassen. Eine fein gewürfelte Schalotte in Butter leicht bräunen.
2. Die Spinatblätter zugeben, zusammenfallen lassen und mit fein gehacktem Knoblauch, Salz, Pfeffer und Muskatnuß abschmecken. Erkalten lassen oder lauwarm essen.

Tip:

Bei jungem Spinat können die Stiele mitverwendet werden. Mangold kann genauso zubereitet und kalt gegessen werden. Geben Sie ein paar Tropfen Oliven-, Hanf- oder Leinöl darüber.

Rezept 65

Artischocken mit Tomaten

Antipasto warm oder kalt - 6 Portionen

Zubereitung:

1. Artischocken putzen, halbieren und das Heu entfernen. Die Schalottenwürfel in 1 EL Olivenöl anschwitzen. Mit Wein und Zitronensaft ablöschen. 1,5 l Wasser zugießen. 1 Zweig Thymian, Rosmarin, Lorbeer, 1 Knoblauchzehe, Salz und Pfefferkörner zugeben. Aufkochen und die Artischocken darin garen.
2. Tomaten häuten, entkernen und würfeln. Essig mit 1 EL vom Kochsud, 1 TL Thymianblättchen, Salz und Pfeffer mischen. Gewürfelte Knoblauchzehen und restliches Öl unterrühren. Abgetropfte Artischocken und Tomaten mit der Sauce übergießen und mindestens 30 Minuten ziehen lassen.

Tip:

Antipasti verkürzen die Wartezeit auf die Pasta, das unvermeidliche Nudelgericht. Obwohl in einigen Regionen Schinken, Salami und Meeresfrüchte überwiegen, gelten doch würzig eingelegte Gemüse als die eigentlich typischen Antipasti! Sie werden kalt serviert, genauer gesagt wohltemperiert, niemals aus dem Kühlschrank. Weich gegartes Gemüse, frische Mittelmeerkräuter, Knoblauch nach Bedarf und bestes Öl, so einfach ist das Rezept.

Zutaten
1000 g Artischocken
6 Artischocken mit Stiel (à 180 g)
80 g Zwiebeln
60 ml (60 g) Olivenöl
125 ml Weißwein halbtrocken
30 g Zitrone
2 g Küchenkräuter
20 ml (20 g) Weinessig
300 g Tomaten
2 Zweige Thymian
1 Zweig Rosmarin
1 Lorbeerblatt
1 1/2 Knoblauchzehen
Meersalz
5 weiße Pfefferkörner
Pfeffer aus der Mühle

Pro Portion:
Kcal 176 • EW 4,8
F 12 • KH 8
Ca 105 • LinS 1,2
AraS 0,0 • Vit C 29,3
Vit E 1,2

Hinweis
Alle hier aufgeführten Rezepte können auch im Wok zubereitet werden.

Zutaten
900 g Paprikaschoten (Je 300 g gelbe, rote und grüne Paprikaschoten)
10 g Knoblauch (4 Zehen)
60 ml (60 g) Olivenöl
20 ml (20 g) Weinessig (Balsamico Essig)
2 g Küchenkräuter
1 kleiner Bund Thymian
Salz
weißer Pfeffer aus der Mühle

Pro Portion:
kcal 121 • EW 1,9
F 10 • KH 5
Ca 18 • LinS 1,1
AraS 0,0
Vit C 208,2 • Vit E 5,0

Rezept 66

Paprika mit Knoblauch

Antipasto oder warme Gemüsespeise - 6 Portionen

Zubereitung:

1. Die Paprikaschoten halbieren, entkernen und im Ofen backen, bis die Haut Blasen wirft. Die Schoten abziehen, in große Stücke schneiden und in eine flache Schale legen. Den Knoblauch in Scheiben schneiden und mit den abgezupften Thymianblättern sowie Essig und Öl verrühren. Mit Salz und Pfeffer kräftig würzen.
2. Diese Mischung über die Paprikaschoten geben und mindestens 30 Minuten durchziehen lassen.

Tip:

Richtig köstlich ist es, wenn von diesen meist simplen Gerichten mehrere zur Wahl stehen. Ein einziges, ein Antipasto also, macht wenig Eindruck. Erst die Auswahl reizt den Feinschmecker.

Hinweis
Wenn Sie Knoblauch als Gewürz lieben, können Sie diesen gut auf Vorrat zubereiten. Die Knoblauchzehen schälen und in einem Glasgefäß mit kaltgepreßtem Olivenöl aufbewahren. Das hält sich wochenlang im Kühlschrank.

Rezept 67

Bohnensalat mit Rosmarin

Antipasto oder warme Gemüsespeise - 6 Portionen

Zubereitung:

Die Bohnenkerne mit den fein geschnittenen Peperoni und dem Rosmarin mischen. Essig mit Salz, Pfeffer und dem zerdrückten Knoblauch mischen. Das Öl mit einem Schneebesen einrühren und die Sauce über die Bohnen geben. Die Bohnen mindestens 1 Stunde durchziehen lassen, damit sich die Gewürze voll entfalten können.

Tip:

Sie können die weißen Bohnen auch mit kleingeschnittenen grünen Bohnen mischen. 1 TL gehackte Petersilie darübergeben. Olivenöl im Kühlschrank aufbewahren, wenn die Flasche angebrochen ist.

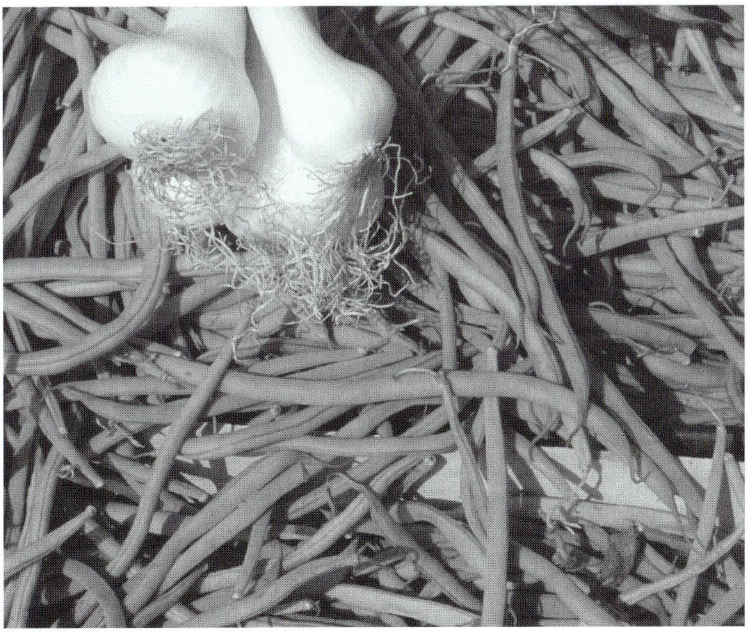

Zutaten
600 g Bohnen weiß gegart
20 g Paprikaschoten
(1 TL Peperonischoten)
5 g Knoblauch
(2 Zehen)
60 ml (60 g) Olivenöl kaltgepreßt
30 ml (30 g) Weinessig
1 TL fein geschnittener Rosmarin
Meersalz
weißer Pfeffer aus der Mühle

Pro Portion:
Kcal 203 • EW 9,2
F 11 • KH 17
Ca 50 • LinS 1,0
AraS 0,0 • Vit C 5,4
Vit E 1,4

Rezept 68

Blumenkohl polnisch

Antipasto – 6 Portionen

Zutaten
800 g Blumenkohl
20 g Butter halbfett/ Milchhalbfett
20 g Weizenbrötchen
80 g Hühner-Eiweiß
1 g Küchenkräuter
100 g Tomaten
Meersalz
weißer Pfeffer aus der Mühle
Muskatnuß frisch gerieben

Pro Portion:
Kcal 61 • EW 5,3
F 2 • KH 5
Ca 35 • LinS 0,1
AraS 0,0
Vit C 101,6 • Vit E 0,3

Zubereitung:

1. Blumenkohl putzen, waschen und in kräftigem Salzwasser garen.
2. Butter schmelzen und frisch geriebenes Weißbrot darin goldgelb rösten. Von 2 hartgekochten Eiern die Dotter entfernen, das Eiweiß fein hacken und mit 1 TL gehackter Petersilie und 1 Prise Salz zugeben. Die abgetropften Blumenkohlröschen mit der Weißbrotschmelze anrichten und mit geschälten Tomatenwürfeln garnieren.

Tip:

Sie können auch rote Paprikawürfel zum Garnieren verwenden. Kaltgepreßtes Lein-, Raps-, Soja-, Hanf- oder Olivenöl paßt gut zu dieser kalten oder warmen Speise.

Hinweis

Wenn Sie statt Blumenkohl Brokkoli nehmen oder beides mischen, sieht das Gericht besonders farbenfroh aus.
Dazu können Sie auch eine Kräuter-Basensauce servieren oder den Kohl als Salat mit kaltgepreßtem Pflanzenöl und Balsamico-Essig anmachen.

Rezept 69

Baby-Mais mit Tomaten

Antipasto – 4 Portionen

Zutaten
300 g Zuckermais
150 g Tomaten
20 g Butter halbfett/Milchhalbfett
1 g Küchenkräuter
Meersalz
weißer Pfeffer aus der Mühle

Pro Portion:
Kcal 92 • EW 3,0
F 3 • KH 13
Ca 16 • LinS 0,5
AraS 0,0 • Vit C 18,4
Vit E 0,4

Zubereitung:

Junge Maiskolben in Salzwasser garen und abgießen. Tomate abziehen, entkernen und klein würfeln. Butter schmelzen, Maiskolben zugeben. Mit je einer Prise Salz und Zucker sowie weißem Pfeffer würzen. 4 EL Gemüsebrühe zugießen. Ist der Mais glasiert, herausnehmen, die Tomatenwürfel in der Sauce erhitzen und über den Mais geben.

Tip:

Als Antipasto bestens geeignet. Eventuell etwas Leinöl oder Olivenöl nach dem Erkalten darübergeben. Nur Qualitäts-Öle aus Erstpressung (kaltgepreßt) verwenden.

Rezept 70

Rosenkohl mit Tomatenwürfel

Antipasto – 4 Portionen

Zutaten
400 g Rosenkohl
10 g Butter halbfett/Milchhalbfett
100 g Tomaten
Meersalz
Muskat frisch gerieben
weißer Pfeffer aus der Mühle

Pro Portion:
kcal 50 • EW 4,8
F 1 • KH 4
Ca 37 • LinS 0,1
AraS 0,0 • Vit C 118,2
Vit E 0,8

Zubereitung:

Rosenkohl putzen, die Strünke kreuzweise einschneiden. In Salzwasser garen. Butter schmelzen, geschälte und entkernte Tomatenwürfel mit dem abgetropften Rosenkohl zugeben und durchschwenken. Mit 1 Prise Salz, Pfeffer und Muskat würzen.

Tip:

Kann als warme Beilage oder als kalte Vorspeise verwendet werden. Etwas kaltgepreßtes Leinöl oder Olivenöl paßt gut zu dieser kleinen Vorspeise.

Rezept 71

Glasierte Kohlrabistifte

Antipasto – 4 Portionen

Zutaten
450 g Kohlrabi
10 g Butter halbfett/ Milchhalbfett
1 g Küchenkräuter
Meersalz
weißer Pfeffer aus der Mühle

Pro Portion:
Kcal 38 • EW 2,4
F 1 • KH 4
Ca 80 • LinS 0,1
AraS 0,0 • Vit C 72,2
Vit E 0,5

Zubereitung:

Kohlrabi schälen und in Stifte schneiden. In kochendem Salzwasser mit leichtem Biß garen. In heißer Butter anschwitzen, salzen und 2 EL Gemüsebrühe oder Kohlrabifond zugießen. Reduzieren, bis die Gemüsestifte mit einer glänzenden Schicht überzogen sind. 1 TL geschnittene Blattpetersilie untermischen und warm oder kalt servieren.

Tip:

Bei jungen Kohlrabis können Sie auch die Blätter fein schneiden und mitverwenden.

Rezept 72

Glacierte Mangoldbündel

Antipasto – 4 Portionen

Zutaten
250 g Mangold
20 g Butter halbfett/ Milchhalbfett
40 ml (40 g) Gemüsebrühe (Rezept 18/19)
Meersalz
weißer Pfeffer aus der Mühle

Pro Portion:
kcal 37 • EW 1,6
F 2 • KH 2
Ca 71 • LinS 0,2
AraS 0,0 • Vit C 24,4
Vit E 0,2

Zubereitung:

Mangoldstiele abziehen, in Stifte schneiden und weichdämpfen. 1 Mangoldblatt in lange, feine Streifen schneiden und kurz dämpfen. Die Stifte zu kleinen Bündeln häufen, mit den Mangoldstreifen verschnüren und in heißer Butter anschwitzen. Salzen, 4 EL Gemüsebrühe angießen und reduzieren, bis das Gemüse glänzt.

Tip:

Kann als warme Beilage oder als kaltes (lauwarmes) Antipasto gegessen werden.

Rezept 73

Reissalat

4 Portionen

Zutaten
200 g Gekochter Reis (Basmati)
150 ml (150 g) Joghurt entrahmt
100 g Chinakohl
200 g Tomaten
5 g Knoblauch (2 Zehen)
50 g Lauchgemüse
2 ml (2 g) Zitronensaft
Meersalz
weißer Pfeffer aus der Mühle
1 EL frisch gehackte Petersilie
Joghurt und Tomate zum Garnieren

Pro Portion:
kcal 101 • EW 3,8
F 2 • KH 16
Ca 83 • LinS 0,5
AraS 0,0 • Vit C 22,1
Vit E 0,1

Zubereitung:

1. Kurz zuvor gekochten, nicht zu kalten Basmati-Reis in eine Schüssel geben. Lauchgemüse in feine Streifen schneiden, Knoblauch pressen, Tomaten blanchieren, halbieren, Stielansatz u. Samen entfernen und in kleine Würfel schneiden. Chinakohl der Länge nach halbieren, Strunk entfernen und nochmals der Länge nach halbieren. In Streifen schneiden.
2. Gemüse zum Reis geben und mit Zitronensaft, Joghurt, Salz und Pfeffer gut abschmecken und untermischen. Anrichten und mit einem Klecks Joghurt, Tomatenspalte und Petersilie garnieren.

Tip:

Sie können statt Reis auch Couscous oder Bulgur (vorgekochten Hartweizen) verwenden. Achten Sie darauf, daß der Reis gut gewürzt weichgekocht wird. Es gibt wunderbare Reissorten auf dem Markt. Wenn Sie Vollkornreis kaufen, dann empfehle ich Ihnen den Reis im Silberhäutchen. Er eignet sich für dieses Rezept am besten.

Hinweis

Natürlich können Sie den Reis auch warm servieren. Auch geschmortes Fenchelgemüse, Maiskörner oder Mangold-Spinat kann untergemischt werden, wodurch weitere Varianten entstehen.

Rezept 74

Nudelsalat

4 Portionen

Zutaten
200 g Teigwaren ohne Ei
50 g Lauchzwiebeln
120 ml (120 g) Joghurt entrahmt
100 g Paprikaschoten
100 g Tomaten
2 g Petersilie
100 g Fenchel
Meersalz
weißer Pfeffer aus der Mühle

Pro Portion:
kcal 198 • EW 7,6
F 1 • KH 39
Ca 116 • LinS 0,3
AraS 0,0 • Vit C 73,1
Vit E 2,1

Zubereitung:

1. Die Hartweizen-Teigwaren ohne Ei in ausreichend sprudelndem Salzwasser bißfest (al dente) kochen, absieben und erkalten lassen. In eine große Schüssel geben.
2. Lauch- oder Frühlingszwiebeln in feine Streifen schneiden. Paprikaschoten kurz in den vorgeheizten Backofen (220° C) schieben, halbieren, Haut abziehen, Samen und Samenstrünke entfernen. Paprika in Streifen schneiden.
3. Fenchel halbieren, die äußeren Schalen und den Strunk entfernen (für Basenbrühe (Rezept 18/19) weiterverwenden) und in dünne Scheibchen schneiden. Gut reife Tomaten blanchieren, halbieren, Strunk u. Samen entfernen und die Tomaten in Würfel schneiden. Petersilie und Fenchelgrün fein hacken und mit Joghurt, Salz und Pfeffer aus der Mühle unter die Nudeln mischen. Gut abschmecken und nett anrichten! Mit einem Klecks Joghurt und Petersilie garnieren.

Tip:

Sie können den Nudelsalat durch Zugabe von in Olivenöl gebratenen Auberginenwürfeln, Zucchinischeiben, Oliven, Artischockenherzen oder Erbsen beliebig abändern.
Statt des Joghurts können Sie auch 10%igen Sauerrahm nehmen. Ein paar Tropfen eines guten, kaltgepreßten Olivenöl wertet den Nudelsalat nicht nur in Bezug auf die Kalorien, sondern auch geschmacklich auf.

Rezept 75

Geschmorter Staudensellerie

Antipasto – 4 Portionen

Zutaten
400 g Bleichsellerie
50 g Zwiebeln
200 g Möhren
20 g Butter halbfett/Milchhalbfett
50 ml Weißwein halbtrocken
300 ml Gemüsebrühe (Rezept 18/19)
30 g Zitrone
Meersalz
weißer Pfeffer aus der Mühle

Pro Portion:
kcal 77 • EW 2,3
F 4 • KH 65
Ca 122 • LinS 0,4
AraS 0,0 • Vit C 25,3
Vit E 0,5

Zubereitung:

1. Zwiebeln und Karotten putzen, schälen und in Scheiben schneiden. Butter in einer feuerfesten Form schmelzen und Karotten und Zwiebelscheiben darin kurz anschwitzen. Staudensellerie putzen, waschen und abziehen. Das Selleriegrün zur Seite legen und die Stangen in ca. 5 cm lange Stücke schneiden und darauflegen. Würzen und mit Zitronensaft und Wein begießen.
2. Die Flüssigkeit kurz aufkochen und die Gemüsebrühe dazugießen. Die Form mit Alufolie verschließen und in den Backofen schieben. Auf der unteren Schiene in 15-20 Minuten bei 180°C garen. Dann herausnehmen, den Schmorfond pürieren, passieren und cremig einkochen lassen.
3. Die Selleriestücke auf der Sauce anrichten und mit Streifen von den zurückbehaltenen Sellerieblättern garnieren.

Tip:

Dieses lecker schmeckende Gemüsegericht kann als lauwarme Vorspeise oder als Beilage zu Reis serviert werden. Gutes, kaltgepreßtes Öl (wie Olivenöl, Leinöl, Kürbiskernöl) nicht erhitzen, sondern zum Aufwerten der gekochten Speisen verwenden (mit Öl beträufeln). Fenchel kann auf gleiche Art zubereitet werden.

Rezept 76

Wirsinggemüse

4 Portionen

Zutaten
800 g Wirsingkohl
120 g Zwiebeln
20 g Butter halbfett/ Milchhalbfett
30 g Joghurt entrahmt (oder Sahne 10% Fett)
1 Prise Muskatnuß und Salz
weißer Pfeffer aus der Mühle
1/4 l Gemüsesauce (Rezept 37 oder 38)

Pro Portion:
kcal 82 • EW 6,9
F 3 • KH 7
Ca 120 • LinS 0,3
AraS 0,0
Vit C 101,3 • Vit E

Zubereitung:

1. Den Wirsing halbieren, den Strunk herausschneiden und den Kohl in feine Streifen schneiden. Zwiebeln fein würfeln und in heißer Butter glasig schwitzen.
2. Den Wirsing zugeben, mit Salz, Pfeffer und Muskatnuß würzen und kurz angehen lassen. Basensauce zugießen, kurz einkochen, bis die Wirsingstreifen gar sind. Joghurt unterrühren und nochmals abschmecken.

Tip:

Sie können auch ein paar Karottenscheiben zum Wirsingtopf geben oder gemischtes Gemüse unterheben. Mit guten, gedämpften Kartoffeln ist das ein ideales Hauptgericht.

Hinweis

Dies ist ein Gericht für die kalte Jahreszeit. Es eignet sich besonders gut als Vorrat und zum Aufwärmen.
Übrigens: Bei Kohlgemüse wird das Vitamin C erst durch Kochen freigesetzt.

Rezept 77

Fenchel mit schwarzen Oliven

Antipasto – 4 Portionen

Zubereitung:

1. Fenchelknollen putzen und vierteln. Das Grün aufheben. Schalotten und Knoblauchwürfel in Öl andünsten. Die Fenchelstücke, Thymian, Rosmarin und Lorbeerblatt zugeben. Das Gemüse salzen, pfeffern und mit Weißwein begießen.
2. Die in Scheiben geschnittenen Oliven und das Tomatenpüree darüber verteilen. Die Auflaufform mit Alufolie fest verschließen. Das Gemüse im Backofen bei 180° C in etwa 30 Minuten garen bzw. schmoren.
3. Fenchel herausstechen, die Sauce reduzieren und den Fenchel damit überziehen.
4. Mit gehacktem Fenchelgrün anrichten.

Tip:

Sehr gut schmeckt dieses Gemüse mit etwas Parmesan bestreut. Es kann warm oder kalt als Antipasto serviert werden. Dazu paßt kaltgepreßtes Oliven- oder Hanföl.

Hinweis

Lassen Sie den Strunk beim Fenchel dabei, sonst fällt er beim Kochen auseinander. Er kann danach immer noch entfernt werden.
Fenchel zählt zu den entblähenden Gemüsesorten.

Zutaten

200 g Fenchel
(2 Fenchelknollen)
50 g Zwiebeln
5 g Knoblauch
(2 Zehen)
10 ml Olivenöl
kaltgepreßt
50 ml Weißwein halbtrocken
500ml (500 g) Tomatenpüree
50 g Oliven schwarz
Je ein Zweig Thymian
und Rosmarin
1 Lorbeerblatt
Meersalz
weißer Pfeffer aus der
Mühle

Pro Portion:
kcal 185 • EW 7,4
F 7 • KH 19
Ca 131 • LinS 0,8
AraS 0,0 • Vit C 95,2
Vit E 10,1

Rezept 78

Geschmorter Chicoree

Antipasto – 4 Portionen

Zutaten
200 g Butter/halbfett
350 g Chicoree
(4 Stück)
50 g Zitrone
80 ml Weißwein halbtrocken
250 ml Gemüsebrühe
(Rezept 18/19)
150 g Tomaten
50 g Schalotten
2 g Petersilie
20 g Rohrzucker
Meersalz
weißer Pfeffer aus der Mühle

Pro Portion:
kcal 86 • EW 2,1
F 2 • H 11
Ca 53 • LinS 0,2
AraS 0,0 • Vit C 25,3
Vit E 0,5

Zubereitung:

1. Die Butter in einer feuerfesten Form schmelzen, Schalotten würfel darin anschwitzen und mit Zucker bestreuen. Dann den halbierten Chicoree mit Salz und Pfeffer würzen und in der Butter kurz angehen lassen. Zitronensaft und Weißwein zugießen.
2. Die Flüssigkeit kurz einkochen und die Gemüsebrühe über den Chicoree gießen. Mit etwas kalten Butterstückchen belegen und die Form mit Alufolie verschließen. Im Backofen auf der untersten Schiene bei 180° C etwa 20 Minuten schmoren.
3. Inzwischen die Tomaten abziehen und würfeln. Den gegarten Chicoree aus der Form nehmen und den etwa 2 cm langen Strunk entfernen. Den Schmorfond passieren und die Tomatenwürfel und fein geschnittene Petersilie in die Sauce mischen und über das Gemüse geben.

Tip:

Auch dieses Gemüsegericht kann entweder als kaltes Vorspeise (Antipasto) oder als Beilage zu Vollkornreis serviert werden. Radicchio, Trevesian oder Bleichsellerie kann auf gleiche Art geschmort werden.

Rezept 79

Okra mit Tomaten

Antipasto – 4 Portionen

Zutaten
500 g Okra
300 g Tomaten
100 g Zwiebeln
20 g Butter halbfett/ Milchhalbfett
3 ml Gemüsebrühe (Rezept 19)
30 g Zitrone
Meersalz
weißer Pfeffer aus der Mühle

Pro Portion:
kcal 69 • EW 3,9
F 3 • KH 7
Ca 131 • LinS 0,3
AraS 0,0 • Vit C 69,4
Vit E 0,9

Zubereitung:

1. Die Okraschoten putzen und in eine Schüssel mit Wasser und Zitronensaft geben, damit die Schoten beim Kochen nicht aufspringen. Die Fleischtomaten abziehen, entkernen und kleinschneiden.
2. Geschnittene Schalotten in heißer Butter glasig schwitzen. Die abgetropften Okraschoten zugeben, mit Salz und Pfeffer würzen und die Gemüsebrühe zugießen. Etwa 5 Minuten dünsten, die Tomatenstücke zugeben, kräftig aufkochen und servieren.

Tip:

Kann auch als Antipasto (kalte Vorspeise) serviert werden. Warm paßt dieses Gemüse zu Reis- oder Nudelgerichten. Etwas Pecorino-Käse zum Drüberstreuen.

Hinweis

Auf gleiche Weise können Sie auch kleine Zucchini zubereiten. Eine Mischung von gelben und grünen Zucchini sieht besonders appetitlich aus und kann lauwarm oder kalt, mit Olivenöl und Balsamico-Essig angemacht, serviert werden.

Rezept 80

Gurkengemüse

Antipasto – 4 Portionen

Zutaten
400 g Gurken
50 g Zwiebeln
20 g Butter halbfett/ Milchhalbfett
1 g Dill
60 ml Weißwein halbtrocken
50 g Joghurt entrahmt
Meersalz
weißer Pfeffer aus der Mühle
1 Messerspitze. Kurkuma (Gelbwurz)

Pro Portion:
kcal 109 • EW 1,8
F 8 • KH 5
Ca 46 • LinS 1,1
AraS 0,0 • Vit C 8,9
Vit E 0,2

Zubereitung:

1. Die Gurken schälen, halbieren und entkernen. Das Fruchtfleisch in gleichmäßige Stücke schneiden. Die Schalotten abziehen und fein würfeln. Butter in einem Topf schmelzen und die Schalotten darin glasig schwitzen. Die Gurken zugeben, mit Salz und Pfeffer würzen und kräftig andünsten. Wenn das Gemüse Saft gezogen hat, Kurkuma darüberstreuen und unterrühren. Weißwein dazugießen und kurz aufkochen.
2. Die Gurken im offenen Topf bei kleiner Hitze etwa 10 Minuten dünsten, bis die Flüssigkeit fast verdampft ist. Falls nötig, die Temperatur am Schluß noch einmal verstärken. Dill unter das Gurkengemüse mischen und mit einem Klacks Joghurt anrichten.

Tip:

Wenn Sie Knoblauch gerne haben, so verwenden sie eine Zehe zu diesem Gericht, das auch als Beilage zu Reis oder als Hauptgericht serviert werden kann.

Hinweis
Nicht jeder verträgt Gurkengemüse, Empfindliche haben oft Probleme damit. Versuchen Sie, kleine Mengen roh zu essen. Zucchini-Gemüse wird jedenfalls „leichter“ bewertet.

Rezept 81

Spinat mit Pinienkernen

Antipasto – 6 Portionen

Zubereitung.

1. Den Wein leicht erwärmen und die Rosinen darin einweichen. Den Spinat putzen, waschen und trockenschleudern. Das Olivenöl in einem flachen Topf erhitzen und den Spinat darin andünsten. Mit Salz, Pfeffer und Muskat würzen, zusammenfallen lassen und auf ein flaches Sieb geben.
2. Die Butter in einem zweiten Topf schmelzen. Die geschnittenen Frühlingszwiebeln und den zerdrückten Knoblauch darin glasig schwitzen, die feingehackten Sardellenfilets und eingeweichten Rosinen hinzufügen. Die Flüssigkeit bis auf einen kleinen Rest reduzieren, den Spinat zugeben und in 5 Minuten garen. Pinienkerne und fein gehackte Petersilie einstreuen und nochmals abschmecken.

Tip:

Dieses einfache Gemüsegericht kann warm und kalt serviert werden. Wer es mag, streut noch etwas Schafskäse darüber.

Hinweis

Am besten schmeckt der zarte Blattspinat im Frühjahr oder Herbst; dann kann man auch die Stiele mitverwenden. Bei gröberem Spinat müssen diese entfernt werden. Spinat zu blanchieren ist eine Sünde, da er dabei ausgelaugt wird.

Zutaten

125 ml Weißwein halbtrocken
30 g Rosinen
1000 g Blattspinat
10 ml (10 g) Olivenöl
40 g Butter halbfett/ Milchhalbfett
50 g Zwiebeln
5 g Knoblauch
30 g Sardellenfilet tiefgefroren
30 g Pinienkerne
1 g Petersilie
Meersalz
weißer Pfeffer aus der Mühle
1 Prise Muskatnuß

Pro Portion:
Kcal 149 • EW 7,0 F 9 • KH 6
Ca 231 • LinS 1,5
AraS 0,0 • Vit C 87,7
Vit E 3,3

Rezept 82

Gemüseletscho

6 Portionen

Zutaten
250 g Gemüsepaprika gelb
250 g Gemüsepaprika grün
250 g Kartoffeln geschält
250 g Zwiebeln
20 ml (20 g) Olivenöl
10 g Paprika edelsüß
250 g Tomaten
250 ml Gemüsebrühe (Rezept 18)
Meersalz
je 1 TL gehackter Thymian und Rosmarin

Pro Portion:
kcal 111 • EW 3,1
F 4 • KH 14
Ca 37 • LinS 0,6
AraS 0,0 •
Vit C 132,8 • Vit E

Zubereitung:

1. Die Paprikaschoten vierteln, die Kerngehäuse entfernen und die Schoten in Stücke schneiden. Kartoffeln und Zwiebeln schälen und in Scheiben schneiden. Das Öl in einem Topf erwärmen, Zwiebeln zugeben und kräftig andünsten. Kartoffeln und Paprika hinzufügen und ebenfalls andünsten. Das Paprikapulver darüber verteilen. Mit Salz würzen und die Gemüsebrühe dazugießen.
2. Die Tomaten überbrühen, abziehen, entkernen und grob zerkleinern. Etwa 1 Minute leicht köcheln lassen, dann Tomaten zugeben und weitere 2 Minuten schmoren. Kräuter darüber streuen und servieren.

Tip:

Dazu passen sehr gut Vollkornreis oder Nudeln.

Hinweis

Gemüseletscho kann gut eingefroren werden. Falls die Paprikaschoten eine zu harte Haut haben, braten Sie diese im Backofen kurz an und ziehen dann die Haut ab.
Geben Sie auch mal Fenchel- und Zucchinigemüse zum Letscho, das schmeckt sehr gut.

Rezept 83

Kartoffelrösti

4 Portionen

Zutaten
800 g Kartoffeln geschält
20 g Butterschmalz
Meersalz
frische Muskatnuß
weißer Pfeffer aus der Mühle

Pro Portion:
kcal 186 • EW 4,1
F 5 • KH 30
Ca 12 • LinS 0,2
AraS 0,0 • Vit C 34
Vit E 0,3

Zubereitung:

1. Festkochende Kartoffeln schälen, nicht zu grob raspeln und trockentupfen. Die Kartoffeln salzen, pfeffern und mit Muskat würzen. In 4 Portionen teilen.
2. In einer kleinen Eisenpfanne etwas Butterschmalz erhitzen. Jeweils eine Portion Kartoffeln einfüllen, leicht festdrücken und von beiden Seiten goldbraun braten. Sofort servieren oder für kurze Zeit im Ofen warmhalten.

Tip:

Kartoffelrösti können eine gute Beilage oder auch ein Hauptgericht sein. Man kann sie auch mit Blattspinat oder Fenchelgemüse belegen und wie eine Kartoffelpizza servieren. Berner Rösti werden aus gekochten, geraspelten Kartoffeln gemacht. Anstatt Speck geben Sie frische Küchenkräuter zur Röstimasse.

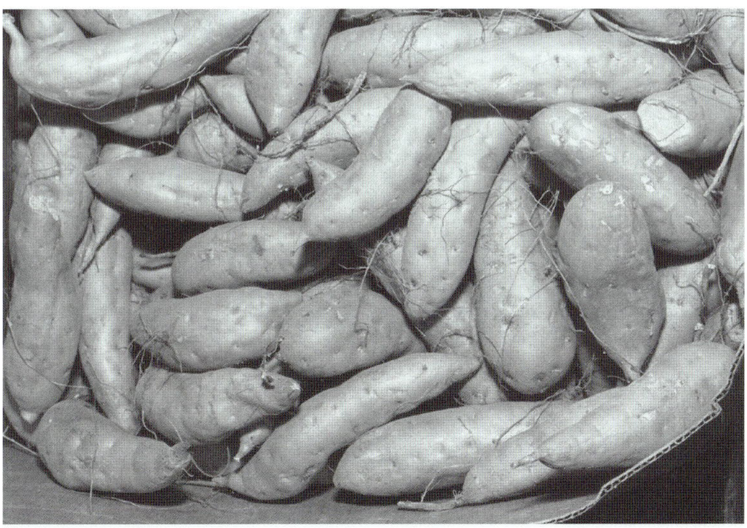

Rezept 84

Auberginen mit Tomaten

4 Portionen

Zutaten
800 g Auberginen gebraten
500g Tomaten
100 g Zwiebeln
20 ml (20 g) Olivenöl
5 g Knoblauch frisch (2 Zehen)
1 Zweig Rosmarin
1 El Mehl
Meersalz
weißer Pfeffer aus der Mühle

Pro Portion:
Kcal 108 • EW 4,1 F 6 • KH 10
Ca 54 • LinS 0,7
AraS 0,0 • Vit C 42,9
Vit E 1,7

Zubereitung:

1. Die Auberginen in 1 cm dicke Scheiben schneiden und mit dem Messer ein Gittermuster einschneiden. Die Scheiben salzen, kurze Zeit stehen lassen und die ausgetretene Flüssigkeit mit Küchenpapier abtrocknen.
2. Die Fleischtomaten blanchieren, abziehen, vierteln, entkernen und in Stücke schneiden. Die Auberginenscheiben mit Salz und Pfeffer würzen, mit Mehl bestäuben und portionsweise in Olivenöl goldgelb braten. Die Scheiben wenden und den Rosmarin zugeben.
3. Etwas Öl in einem Topf erhitzen, den zerdrückten Knoblauch und die in Scheiben geschnittenen Schalotten zugeben und glasig dünsten. Tomaten zufügen, mit Salz und Pfeffer würzen und kurz mitschwitzen. Gut abschmecken. Die Auberginenscheiben mit dem Tomatengemüse anrichten.

Tip:

Dieses warme Gericht kann in kleinen Portionen auch als Vorspeise (Antipasto) serviert werden. Gute beschichtete Pfannen oder Spezialgeschirr kann bei dieser Zubereitung von Vorteil sein, da Auberginen in der Regel zu fett zubereitet werden und die Eigenschaft haben, das viele Fett aufzunehmen.

Merke:
Nur wenn Sie zum Braten zuviel Fett verwenden, werden auch die Auberginen zu fett. Gehen Sie also sehr sparsam mit Fett um.

Rezept 85

Paprikaschoten mit Gemüsecouscous gefüllt

4 Portionen

Zubereitung:

1. Couscous mit 250 ml Wasser 15 Minuten quellen lassen, auf einem Sieb zerbröseln und mit dem Sternanis über Wasserdampf in 30 Minuten garen. 100 ml Wasser darüberträufeln und weitere 15 Minuten ziehen lassen.
2. Inzwischen von den Paprikaschoten den Deckel abschneiden. Die Schoten aushöhlen. Zucchini und Auberginen grob, abgezogenen Zwiebel und Knoblauchzehe fein würfeln. Tomaten abziehen, entkernen und kleinschneiden.
3. Das Gemüse in Olivenöl anschwitzen, salzen, pfeffern. Wein und Gemüsebrühe dazugießen und knapp gar dünsten. Mit dem gegarten Couscous mischen und in die augehöhlten Schoten füllen. Die Deckel auflegen.
4. Für die Sauce die Tomaten grob hacken, das Olivenöl in einer feuerfesten Auflaufform erhitzen und die gewürfelten Zwiebeln anschwitzen. Die Paprikaschoten einsetzen, gehackte Tomaten, Thymian, Basilikum und Lorbeer zugeben.
5. Bei 180° C im Backofen in 25 Minuten garen. Die Schoten herausnehmen. Den Schmorfond für die Sauce aufmixen, passieren und mit Salz, Pfeffer und Honig abschmecken.

Tip:

Sie können anstatt Couscous auch Hirse oder Reis in die Paprikaschoten füllen.

Zutaten

200 g Couscous-Getreide
600 g Gemüsepaprika gelb
(4 Paprikaschoten)
250 g Zucchini
(wenn möglich gelb und grün gemischt)
150 g Auberginen
100 g Zwiebeln
10 g Knoblauch
350 g Tomaten
20 ml (20 g) Olivenöl
50 ml (50 g) Weißwein halbtrocken
50 ml Gemüsebrühe
(Rezept 18/19)
Meersalz
weißer Pfeffer aus der Mühle
1 Sternanis

Für die Sauce:

500 g Tomaten frisch
20 ml (20 g) Olivenöl
5 g Honig
120 g Zwiebeln
1 Lorbeerblatt
1 Thymian- und
1 Basilikumzweig
Meersalz

Pro Portion:
kcal 382 • EW 12
F 13 • KH 52
Ca 96 • LinS 2,0
AraS 0,0 • Vit C
263,8

Rezept 86

Gefüllte Auberginen

4 Portionen

Zutaten
1200 g Auberginen
(4 Auberginen à 300 g)
350 g Zwiebeln
600 g Tomaten
30 ml (30 g) Olivenöl
10 g Knoblauch
(4 Zehen)
5 g Petersilie
Meersalz
Pfeffer aus der Mühle
1/4 Zimtstange
1 Lorbeerblatt

Pro Person:
kcal 171 • EW 6,4
F 9 • KH 16
Ca 91 • LinS 1,1
AraS 0,0 • Vit C 61,4
Vit E 2,3

Zubereitung:

1. Die Auberginen im vorgeheizten Backofen bei 200° C etwa 10 Minuten rösten, dabei ab und zu wenden. Die Haut abziehen, die Früchte der Länge nach halbieren und das Kerngehäuse so herauslösen, daß ein 2 cm starker Rand stehen bleibt.
2. Die Zwiebeln schälen und in Ringe schneiden. Die Tomaten abziehen, vierteln, entkernen und kleinschneiden. 10 ml Olivenöl in einem Topf erhitzen. Die Zwiebelringe und den zerdrückten Knoblauch darin anschwitzen. Die Tomatenstücke zugeben. Das Gemüse salzen und pfeffern, die Zimtstange und das Lorbeerblatt zugeben und alles 5 Minuten dünsten.
3. Das ausgelöste Auberginenfleisch grob würfeln, hinzufügen und weitere 5 Minuten dünsten. Lorbeer und Zimt entfernen. Petersilie zufügen. Diese Mischung in die Auberginenhälften füllen. Das Gemüse in eine geölte Auflaufform setzen und mit dem restlichen Öl beträufeln. In 15–20 Minuten im vorgeheizten Backofen bei 180° C garen.

Tip:

Dazu paßt eine Tomaten- oder Kürbissauce (Rezept 41/42) sowie jede Form von Blattsalat.

Rezept 87

Bayrisch Kraut

4 Portionen

Zutaten
1000 g Weißkohl
120 g Zwiebeln
20 ml Rapsöl
200 ml Weißwein halbtrocken
200 ml Gemüsebrühe (Rezept 18/19)
$^1/_2$ TL Kümmel
weißer Pfeffer aus der Mühle
Meersalz

Pro Portion:
kcal 161 • EW 4,0
F 6 • KH 13
Ca 137 • LinS 3,8
AraS 0,0 • Vit C 116,2
Vit E 6,5

Zubereitung:

Den Kohl putzen, waschen, halbieren, Strunk entfernen und in grobe Würfel schneiden. Die abgezogenen Zwiebeln in heißem Öl glasig schwitzen. Den Weißkohl hinzufügen, mit Salz, Pfeffer und Kümmel würzen und andünsten. Mit dem Weißwein ablöschen und die Gemüsebrühe dazugießen. Etwa 30 Minuten im geschlossenen Topf schmoren.

Tip:

Weiß- oder Rotkohl und Wirsing eignen sich zum Schmoren deshalb so gut, weil die Blätter und Rippen mit ihrer etwas groben Struktur durch diesen Garprozeß sehr gut aufgeschlossen und verdaulich werden. Außerdem entfalten die typischen Gewürze wie Nelken, Lorbeer, Wacholder und Kümmel erst im Laufe des Garens ihre Wirkung. Mit guten Dampfkartoffeln als Hauptgericht reichen.

Hinweis

Wenn Sie Teigfleckerln (Nudelteig in kleine Rechtecke geschnitten) zubereiten und unter das Kraut mischen, entstehen Krautfleckerln, die in Österreich als regionale Spezialität bekannt sind. Mit etwas braunem Zucker karamellisieren und trocken mit Essig und Kümmel sowie gehackter Petersilie abschmecken.

Rezept 88

Tofu mit Mangold im Wok

4 Portionen

Zutaten
300 g Tofu
300 g Mangold
5 g Knoblauch
(2 Zehen)
2 g Ingwerknolle
50 g Zwiebeln
20 g Sesamöl
40 g Mandel bitter
$^1/_8$ l Basen-Grundsauce
(Rezept 37/38)
Meersalz
weißer Pfeffer aus der Mühle

Pro Portion:
kcal 179 • EW 9,6
F 14 • KH 4
Ca 205 • LinS 4,9
AraS 0,0 • Vit C 30,5
Vit E 4,3

Zubereitung:

1. Kleingeschnittene Schalotten, geschälte und kleingeschnittene Ingwerknolle mit zerdrücktem Knoblauch im erhitzten Wok mit Sesamöl anbraten. Die Tofuwürfel zugeben, kurz mitbraten und mit Salz und Pfeffer würzen.
2. grob geschnittenen Mangold (oder Blattspinat im Ganzen) zugeben, und etwa 2-3 Minuten bei zugedecktem Wok weichdünsten. Gemüse-Basensauce und Mandelstifte unterrühren und nochmals gut nachschmecken.

Tip:

Dieses vegetarische Gericht kann mit geschälten Tomatenwürfeln sowie etwas frischem Ziegen- oder Schafskäse beliebig variiert werden.

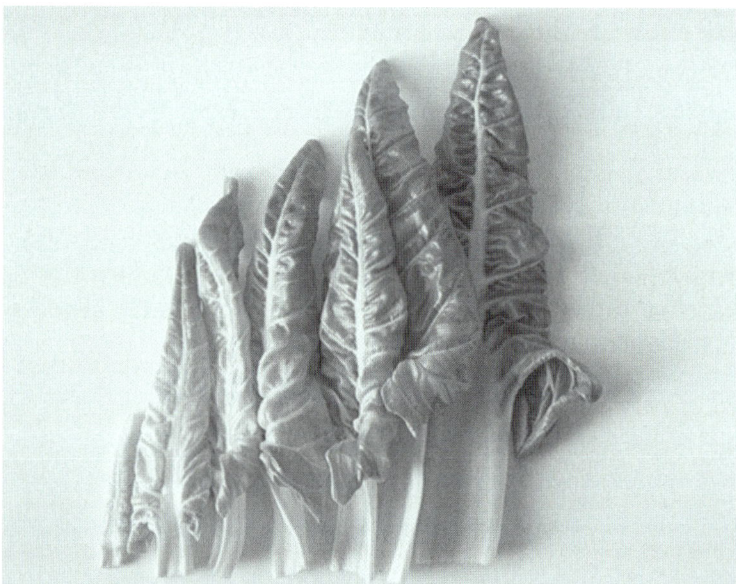

Rezept 89

Hirsotto mit Curry und Früchten

4 Portionen

Zutaten
200 g Hirse – Goldkern
50 g Lauchgemüse
20 g Butter halbfett/ Milchhalbfett
500 ml Gemüsebrühe (Rezept 18/19)
100 g Mango
100 g Äpfel
1/8 l Basensauce (Rezept 38)
Meersalz
weißer Pfeffer aus der Mühle
1 EL echtes Currypulver
Kerbelkraut

Pro Portion:
kcal 256 • EW 5,9
F 5 • KH 42
Ca 31 • LinS 1,0
AraS 0,0 • Vit C 15,3
Vit E 0,8

Zubereitung:

1. Jungzwiebeln oder Lauch kleinschneiden und mit der halben Menge Butter im Wok kurz anschwitzen. Mit Gemüsebrühe auffüllen, Hirse und Currypulver zugeben und und zugedeckt bei mittlerer Hitze weichdünsten lassen. Die Hirse muß schön aufbrechen und weich sein. Alles aus dem Wok nehmen und warmhalten.
2. Die Früchte gefällig schneiden, restliche Butter in den Wok geben und Früchte darin kurz anschwenken. Mit etwas Curry bestreuen und die Basensauce zugeben. Die Hirse wieder untermengen und mit frischem Kerbel garnieren.

Tip:

Sie können auch Reis für diese Zubereitung nehmen. Ganz schnell geht es mit Couscous.

Hinweis
Gekochte Hirse kann man gut aufbewahren. Mit gebratenem Gemüse, etwas Schafskäse oder Parmesan können viele Varianten zubereitet werden. Ein guter Tip für Berufstätige!

Rezept 90

Krebsrisotto mit Safran im Wok

4 Portionen

Zutaten
200 g Risotto-Reis (Rundkorn)
500 ml Gemüsebrühe (Rezept 18/19)
50 g Zwiebeln
20 ml (20 g) Olivenöl
5g Knoblauch
60 ml Weißwein halbtrocken
50 g Flußkrebs
$^1/_8$ l Basensauce (Rezept 37/38)
1 Bd. Basilikum
Meersalz
weißer Pfeffer aus der Mühle
$^1/_2$ TL Safran-Fäden

Pro Portion:
kcal 332 • EW 15,6
F 8 • KH 42
Ca 40 • LinS 0,8
AraS 0,0 • Vit C 2,9
Vit E 0,8

Zubereitung:

1. Kleingeschnittene Frühlingszwiebeln in Ringe schneiden und im Wok mit Olivenöl kurz anschwitzen. Reis zugeben, kurz mitbraten und mit Gemüsebrühe auffüllen. Safran-Fäden und zerdrückten Knoblauch zugeben. Alles bei mittlerer Hitze weich (zugedeckt) dünsten. Erst zuletzt salzen. Eventuell zwischendurch etwas Brühe, kurz vor dem Fertigstellen Wein nachgießen und mit fein geschnittenem Basilikum vermischen. Der Reis soll cremig sein.
2. Das Krebsfleisch (in Salzlacke eingelegt) gut abtropfen lassen und untermischen, nicht mehr kochen. Mit Salz und Pfeffer abschmecken. Basensauce untermischen. Anrichten und mit Basilikumblättern garnieren.

Tip:

Das Risotto kann mit frischen, geschälten und entkernten Tomatenwürfeln und/oder mit wenig geriebenem Käse garniert werden. Dazu paßt frischer Blattsalat.

Hinweis
Sie können natürlich auch kleine Tintenfische, Shrimps oder Garnelen für dieses Gericht verwenden. Klein portionierte und filetierte Fische gibt man auf das Risotto und schließt für 5-8 Minuten den Topf.

Fischgerichte mit Gemüse als Hauptgericht mittags oder abends

Das Wichtigste auf einen Blick

Leicht verdauliche, kalorienarme Nahrungsmittel haben für gesundheitsbewußte Menschen eine immer größere Bedeutung erlangt. Die leichte Verdaulichkeit von Fisch beruht sowohl auf dem relativ niedrigen Fettgehalt als auch auf dem besonders geringen Anteil an Bindegewebe im Fischfleisch. Für die gute Fischküche sind Frische und beste Qualität der Produkte notwendig. Frischer Fisch ist auch durch den feinsten tiefgefrorenen Fisch nicht zu ersetzen. Sollte es dennoch notwendig werden, einen Teil des (ungewürzten) frischen Fisches am Stück oder schon filetiert einzufrieren, so nehmen Sie dazu Kunststoffsbeutel. Zum Auftauen wird er dann über Nacht in den Kühlschrank gelegt (nicht im Mikrowellenherd auftauen).

Wenn Sie Fischliebhaber sind, achten Sie beim Zubereiten darauf, daß Sie – wegen des intensiven Geschmacks – ein eigenes Brett zum Zerlegen oder Würzen nehmen: Frischer Fisch, so er nicht bereits fein säuberlich filetiert vom Händler erworben wird, muß erst einmal richtig vorbereitet werden. Hierbei werden für die unterschiedlichen Fischarten, wie Rundfisch oder Plattfisch, verschiedene Methoden angewendet. Auf jeden Fall muß der Fisch ausgenommen und die Bauchhöhle unter fließendem Wasser gereinigt werden. Je nach Fischart muß man ihn schuppen. Nähere Ausführungen finden Sie im Rezeptteil.

Anstelle des reduzierten Fischfonds (stark säureüberschüssig) wird im Rezeptteil eine Gemüsebrühe verwendet, die zur Neutralisation des Säuren-Basenhaushaltes beitragen soll. Die Fischgerichte werden meist mit Gemüse zubereitet und mit Kartoffeln serviert. Noch leichter sind die Gerichte, wenn Sie mehr Gemüse nehmen und dafür die Kartoffeln (Reis oder Nudeln) als Beilage weglassen. Das ist aber nur dann nötig, wenn Sie das Gefühl haben, es sollte besonders leicht sein. In diesem Fall können die im Rezeptteil angeführten Zwiebelschalotten oder der Knoblauch ebenso weggelassen werden.

Rezept 91

Seeteufel auf Gemüse

4 Portionen

Zubereitung:

1. Von dem Seeteufel die letzten feinen Hautreste entfernen. Den Fisch, je nach Größe, in 4 oder mehrere, etwa 2 cm starke Scheiben schneiden. Das Rückgrat des Fisches läßt sich mit einem schweren Messer relativ leicht durchtrennen.
2. Die Zwiebeln oder Schalotten schälen und fein hacken. Die Knoblauchzehe schälen und zerdrücken. Die Auberginen waschen, putzen und das Fruchtfleisch in etwa $^1/_2$ cm starke Scheiben schneiden. Die Zucchini in Stifte von 4–5 cm Länge schneiden. Vom Fenchel die äußeren Schalen entfernen und die Herzen halbieren. Die Tomaten blanchieren, häuten, halbieren, Stielansatz und Samen entfernen und das Fruchtfleisch in große Stücke schneiden.
3. Die Hälfte des Öls in einer großen Pfanne erhitzen und die Zwiebeln mit dem Knoblauch hell anschwitzen. Die Auberginenscheiben von beiden Seiten, dann die Fenchelherzen und die Zucchinistifte andünsten. Den Fond aufgießen. Alles 3–4 Minuten bei starker Hitze unter Rühren dünsten, vom Herd nehmen. Tomaten zugeben.
4. Für die Gewürzmischung Salz, Pfeffer, Ingwerpulver, gehackte Petersilie und die Thymianblättchen miteinander vermischen.
5. Mit der Hälfte der Gewürzmischung das Gemüse würzen und in eine große Auflaufform geben. Die Fischscheiben darauf anordnen und mit der restlichen Gewürzmischung bestreuen. Mit dem restlichen Öl beträufeln. Die Form locker mit Alufolie zudecken. Bei 200° C im vorgeheizten Ofen 15–20 Minuten garen.
6. Mit den Basilikumblättchen garnieren. Mit gekochten Kartoffeln oder einfach mit Brot servieren.

Zutaten

600 g Seeteufel
Für das Gemüse:
60 g Zwiebeln (oder Schalotten – weniger scharf!)
5 g Knoblauch
250 g Auberginen gebraten
250 g Zucchini
300 g Tomaten
200 g Fenchel
30 ml (30 g) Olivenöl
125 ml (125 g) Gemüsebrühe (Rezept 18/19)

Für die Gewürzmischung:

1 TL Meersalz
1/3 TL frisch gemahlener weißer Pfeffer
1/3 TL gemahlener Ingwer
1 TL Thymianblättchen
1 EL gehackte Petersilie
1 EL Basilikumblättchen

Pro Portion
kcal 231 • EW 26,6
F 10 • KH 9
Ca 131 • LinS 1,0
AraS 0,1 • Vit C 80,9
Vit E 6,4

Rezept 92

Gefüllter Tintenfisch

4 Portionen

Zutaten
600 g Tintenfisch (Octopus)
(4 Stück Kalmare à 150 g)

Für die Füllung:
150 g Zwiebeln
20 g Knoblauch
150 g Lauchgemüse
200 g Möhren
200 g Weißbrot-Mehrkornbrot
20 g Butter halbfett/ Milchhalbfett
500 ml (500 g) Gemüsebrühe
(Rezept 18/19)
20 ml Olivenöl
40 g Hühner-Eiweiß
20 g Petersilienblatt
Meersalz
weißer Pfeffer aus der Mühle

Für das Gemüse:
120 g Fenchel
150 g Zucchini
100 g Paprikaschoten
150 g Tomaten
1 EL gehackte Kräuter (Basilikum,Thymian, Petersilie)

Pro Portion:
kcal 411 • EW 33,5
F 13 • KH 40
Ca 221 • LinS 1,6
AraS 0,1 • Vit C 108,8

Zubereitung:

1.Die Kalmare waschen, und die Haut abziehen. Die Arme (Tentakel) aus dem Körperbeutel ziehen und knapp über den Augen so vom Kopf trennen, daß sie durch einen schmalen Ring verbunden bleiben. Die Arme von unten greifen und mit dem Zeigefinger die Kauwerkzeuge herausdrücken und lösen. Das transparente Fischbein entfernen. Die Flossen vom Körper ziehen, dabei darauf achten, daß der beutelartige Körper zum Füllen ganz erhalten bleibt.
2. Für die Füllung das Weißbrot fein würfeln und im Backofen goldgelb rösten.
3. Die Zwiebeln und die Knoblauchzehen schälen, den Lauch und die Möhren putzen, waschen und alles fein würfeln. Die Butter in einer Kasserolle zerlassen und das gewürfelte Gemüse darin ziehen lassen, ohne daß es Farbe nimmt. Die Gemüsebrühe zugießen und solange reduzieren, bis das Gemüse nur noch feucht ist.
4. Die Tentakel klein würfeln und in einer großen Pfanne mit Olivenöl sehr kurz und scharf anbraten. Sofort aus der Pfanne nehmen und mit den gerösteten Brotwürfeln unter das Gemüse mischen. Die fein gehackte Petersilie und das Eiweiß zur Gemüse-Kalmare-Mischung geben, salzen und pfeffern. Die Kalmarebeutel in die Hand nehmen und die Füllung hineingeben, aber nicht zu prall, da sie sich beim Garen noch ausdehnt. Mit Holzspießchen zustecken.
5. Das restliche Öl in einer feuerfesten Form erhitzen und die gefüllten Kalmare darin anbraten. Den Fenchel und die Zucchini putzen. Die Paprikaschoten halbieren und die Samen und Scheidewände entfernen. Die Tomaten vierteln und Stielansatz und Samen entfernen. Das gesamte Gemüse in etwa $^1/_2$ cm große Würfel schneiden und zu den Kalmare in die Form geben. Bei 200° C im vorgeheizten Ofen 20 Minuten garen.

Rezept 93

Dorade mit Gemüse

4 Portionen

Zutaten

1000 g Fisch
(1 Dorade rose oder royale etwa 1 kg)
150 g Zwiebeln
5 g Knoblauch
500 g Tomaten
250 g Paprikaschoten
80 g Oliven schwarz
125 ml (125 g) Rotwein
20 ml Olivenöl
2 g Küchenkräuter
Meersalz
Pfeffer aus der Mühle
8 Salbeiblättchen
Je 1 Zweig Thymian und Rosmarin

Pro Portion:
kcal 385 • EW 48,7
F 15 • KH 9
Ca 92 • LinS 1,3
AraS 0,0 • Vit C 124,2
Vit E 4,2

Zubereitung:

1. Die Dorade schuppen, ausnehmen, innen und außen unter fließendem kalten Wasser sorgfältig waschen und trockentupfen. Mit einem scharfen Messer einige Male auf beiden Seiten quer einschneiden, damit das Aroma von Gemüse und Kräutern gut in das Fleisch eindringen kann. Den Fisch innen und außen salzen und pfeffern.
2. Den Knoblauch und die Zwiebeln schälen, den Knoblauch in dünne Scheiben schneiden. Die Tomaten häuten, vierteln, Stielansatz und Samen entfernen und die Viertel halbieren. Die Paprikaschoten halbieren, Samen und Scheidewände entfernen und das Fruchtfleisch in dünne Streifen schneiden.
3. Eine feuerfeste Form mit 2 EL Olivenöl ausgießen und darin die Knoblauchscheiben, die Zwiebelringe, die Tomatenviertel und die gelben Paprikastreifen mit Oliven, Salbeiblättchen, Rosmarin und Thymian verteilen. Bei 200° C in den vorgeheizten Ofen schieben und etwa 10 Minuten andünsten. Dann erst die vorbereitete Dorade drauflegen und den Roséwein zugießen. Den Fisch mit dem restlichen Öl beträufeln und in 15–20 Minuten garen. Zwischendurch mit etwas Bratflüssigkeit beschöpfen. Die Dorade ist gar, wenn sich die Rückenflossen mühelos herausziehen lassen.

Tip:

Je frischer der Fisch, desto besser schmeckt er. Doraden sind ideale Fische für diese Zubereitungsmethode. Sie werden schon aufgrund ihrer flachen Form gleichmäßig und in relativ kurzer Zeit gar. Ein kleiner Zander kann aber genauso zubereitet werden. Dazu servieren Sie gute Dampfkartoffeln.

Rezept 94

Frühlings-Gemüsescholle

4 Portionen

Zutaten
1000 g Scholle
(4 Schollen à 250 g küchenfertig)
Meersalz
Pfeffer aus der Mühle
etwas Mehl zum Bestäuben
20 g Butter halbfett/ Milchhalbfett
10 ml Olivenöl

Für die Gemüsemischung:
150 ml (150 g) Gemüsebrühe
(Rezept 18/19)
60 g Möhrengemüse
60 g Lauchgemüse
120 g Bleichsellerie
60 g Wurzelpetersilie
10 g Schnittlauch
5 g Petersilienblatt
20 g Butter halbfett/ Milchhalbfett
Meersalz
Pfeffer aus der Mühle

Pro Portion:
kcal 363 • EW 46,9
F 13 • KH4
Ca 204 • LinS 0,6
AraS 0,2 • Vit C 19,5
Vit E 9,2

Zubereitung:

1. Von den 4 Schollen den Flossensaum in Richtung Kopf mit einer Schere abschneiden. Den Fisch innen und außen unter fließendem kalten Wasser waschen und gut trockentupfen. Salzen, pfeffern und außen mit Mehl bestäuben.
2. Die Gemüsebrühe in einen Topf füllen, aufkochen und bei mittlerer Hitze reduzieren. Inzwischen das Gemüse putzen bzw. schälen. Die Möhre in feine Scheibchen, den Lauch in dünne Ringe, den Stangensellerie in etwa 5 cm lange Streifen und die Petersilienwurzel in kleine Würfel schneiden.
3. Die Butter in einer Pfanne zerlassen und das Gemüse darin anschwitzen. Den reduzierten Fond aufgießen und 5 Minuten köcheln lassen. Mit Salz und Pfeffer würzen und die gehackte Petersilie einstreuen.
4. Die Butter und das Öl in einer entsprechend großen Pfanne erhitzen und die Schollen darin von jeder Seite etwa 4 Minuten braten. Herausnehmen und mit der Gemüsemischung anrichten. Mit Schnittlauchröllchen bestreuen.

Tip:

Am besten schmecken die Schollen im Frühling. Sie können aber Steinbutt oder Seezunge auf die gleiche Weise zubereiten. Dazu passen neue Kartoffeln.

Rezept 95

Lachsfilet in Sauerampfersauce

4 Portionen

Zubereitung:

1. Die Lachsstücke von beiden Seiten leicht salzen und pfeffern.
2. Für die Sauce den Sauerampfer von den Stielen befreien, waschen und trockenschütteln. In dünne Streifen schneiden. Die Schalotten schälen und ganz fein hacken. In einer entsprechend großen Kasserolle die Butter zerlassen, die Schalotten darin hell anschwitzen und mit der Gemüsebrühe aufgießen. Bei schwacher Hitze langsam auf etwa die Hälfte reduzieren. Die Sahne zugießen und einige Minuten köcheln lassen. Den Sauerampfer zugeben, aufkochen und warmhalten.
3. Das Lachsstück ganz sorgfältig schuppen, vom Rücken her aufschneiden und das Rückgrat und die Gräten sorgfältig herauslösen. In 4 möglichst gleich große Stücke schneiden. Die Butter in einer entsprechend großen Pfanne zerlassen. Die Lachsstücke hineinlegen und bei geringer Hitze zuerst auf der Hautseite 5-6 Minuten braten, wenden und dann weitere 3-4 Minuten von der anderen Seite braten, bis er gar ist.
4. Den Wein mit einem Schneebesen in die Sauce rühren und erneut kurz aufwallen lassen, mit Salz und Pfeffer würzen. Die Fischstücke mit der Sauce anrichten, mit Sauerampferblättchen garnieren und sofort servieren.

Tip:

Dazu passen gekochte Kartoffeln oder Blattspinat natur. Sie können Zanderstücke oder einen anderen Fisch genauso zubereiten. Gut passen ein paar Scampi, halbiert und mitgebraten dazu. Der feinste Lachs für ein solches Gericht ist natürlich ein frisch gefangener Wildlachs. Sein Aroma ist unübertrefflich, er ist jedoch selten zu bekommen.

Zutaten

600 g Lachsfische
(4 Lachssteaks 150 g, Wildlachs)
40 g Butter halbfett
Meersalz
weißer Pfeffer aus der Mühle

Für die Sauerampfersauce:

60 g Sauerampfer
40 g Zwiebeln
20 g Butter halbfett/ Milchhalbfett
200 ml (200 g) Gemüsebrühe (Rezept 19)
125 ml (125 g) Sahne 10% Fett
125 ml (125 g) Weißwein
Einige Sauerampferblättchen zum Garnieren
Salz
Pfeffer

Pro Portion:
kcal 263 • EW 29,2
F 12 • KH 3
Ca 117 • LinS 0,2
AraS 0,0 • Vit C 12,7
Vit E 0,7

Rezept 96

Zander in Weißweinsauce

4 Portionen

Zutaten
600 g Zander
(4 Zanderfilets à 150 g)
Meersalz
weißer Pfeffer aus der Mühle

Für die Weißweinsauce:
50 g Schalotten
20 g Butter halbfett/ Milchhalbfett
10 g Wermutwein
80 ml (80 g) Weißwein halbtrocken
100 ml (100 g) Gemüsebrühe (Rezept 18)
100 ml Basensauce (Rezept 38)
60 ml (60 g) Sahne 10% Fett
250 g Spargel (frischer, grüner Spargel)
2 g Kerbel
(gebuttertes Pergamentpapier)

Pro Portion:
kcal 219 • EW 31,0
F7 • KH 4
Ca 91 • LinS 0,4
AraS 0,0 • Vit C 15,1
Vit E 3,6

Zubereitung:

1. Für die Sauce die Schalotten schälen und fein würfeln. Die Butter in einer entsprechend großen feuerfesten Form zerlassen und die Schalotten darin ohne Farbe ziehen lassen. Mit dem Wermutwein ablöschen und die Flüssigkeit reduzieren. Zuerst den Weißwein, dann die Gemüsebrühe zugießen und alles um etwa $\frac{1}{3}$ reduzieren.
2. Die Fischfilets salzen, pfeffern, in die Form legen und diese mit gebuttertem Pergamentpapier abdecken. Den Fisch bei 180° C im vorgeheizten Ofen etwa 8 Minuten garen.
3. Den Spargel waschen, die Stielenden abschneiden und nur bei Bedarf den unteren Teil der Stangen dünn schälen. Die Stangen mit Küchengarn vorsichtig zu einem Bündel zusammenbinden und in sprudelnd kochendes Salzwasser einlegen und 10 Minuten garen. Herausheben und abtropfen lassen. Mit zerlassener Butter bepinseln, das Garn entfernen. Den Spargel auf vorgewärmten Tellern anrichten, die Fischfilets dazulegen. Warm stellen.
4. Für die Sauce den reduzierten Fond durch ein feines Sieb in eine Stielkasserolle passieren, erhitzen und die Sahne und Basensauce unterrühren. Mit Salz und Pfeffer würzen und 1 EL geschlagene Sahne zugeben. Die Sauce mit dem Stabmixer schaumig aufmixen, auf die Teller geben und alles mit Kerbelblättchen garnieren

Tip:

Für dieses Rezept können Sie nahezu jeden filetierten Fisch verwenden. Als Beilage können Sie Brokkoli, Karotten oder Blattspinat mit kleinen Frühlingskartoffeln reichen.

Rezept 97

Steinbutt im Wirsingblatt

4 Portionen

Zutaten

500 g Steinbutt
150 ml Gemüsebrühe (Rezept 18/19)
100 g Karotten
500 g Wirsingkohl
1/4 l Basensauce (Rezept 37/38)
Basilikum
Meersalz
weißer Pfeffer aus der Mühle

Pro Portion:
kcal 155 • EW 24,9
F 3 • KH 4
Ca 95 • LinS 0,3
AraS 0,1 • Vit C 63,6
Vit E 4,1

Zubereitung:

1. Aus dem Steinbutt 4 Scheiben schneiden. Den restlichen Fisch würfeln, leicht anfrieren lassen, salzen, pfeffern und pürieren, dabei die Gemüsebrühe nach und nach zugeben. Die Farce durchpassieren und kalt stellen.
2. Die Karotten schälen, klein würfeln und weichdämpfen. Die äußeren 8–10 Blätter des Wirsings abtrennen, kurz über Dampf geben und die Blattrippen flachschneiden. Von dem restlichen Kohl den Strunk entfernen, das Gemüse fein zerkleinern und weichdämpfen.
3. Die Farce, die Karotten und den zerkleinerten, ausgedrückten Wirsing mischen. Die Wirsingblätter mit einem Plattiereisen flach klopfen, mit Farce bestreichen und den Fisch darauf geben. Päckchen formen und dabei die Ränder mit Farce verkleben. Den Fisch in 8–10 Minuten über heißem Dampf garen.
4. Die Basen-Grundsauce mit dem abgetropften Fischfond mischen und mit Salz, Pfeffer und den fein geschnittenen, frischen Basilikumblättern mischen und gut abschmecken. Zum Fisch dazugeben.

Tip:

Dazu passen gedämpfte Kartoffeln und Blattsalat. Sie können jeden Fisch auf diese Art und Weise zubereiten. Anstatt Wirsing können Sie auch Blattspinat oder Mangold verwenden. Tomatenwürfel passen gut als Garnierung.

Mayrs Küchentechnik

Das Dämpfen

Das Dämpfen von Gemüse gehört zu den wertvollsten Zubereitungsmethoden von Speisen, weil dabei die meisten Inhaltsstoffe erhalten bleiben. Zum Dämpfen wird ein Kocheinsatz verwendet, der kleine Füßchen hat. Dieser Einsatz wird mit dem Gargut in einen entsprechenden Topf gestellt, in dem unten etwas Wasser ist. Dann kommt der passende Deckel drauf und das Produkt wird darin weichgegart. Die Kocheinsätze passen sich den verschieden großen Töpfen an und sind sehr preisgünstig im Haushaltswarengeschäft zu bekommen. Sie haben mit dieser Garmethode die Möglichkeit zu probieren, wann das Gargut weich ist. Dazu müssen Sie nur den Deckel abnehmen.

Mit oder ohne Druck garen?

Im Gegensatz zu den Kocheinsätzen ist es bei den Dampfkochtöpfen nicht so einfach, diese zu öffnen, weil man dann zuerst einmal den Dampf ablassen und dann wieder Druck aufbauen muß, was häufig dazu führt, dass das Produkt hinterher verkocht ist. Zudem ist das mehrmalige Öffnen eine Energieverschwendung und macht – wie wir wissen – viele Inhaltsstoffe zunichte.

Mit Biostufe dämpfen

Allerdings gibt es auch schon Töpfe im Handel, die eine sogenannte „Biostufe" haben und nicht unter Druck stehen. Das Ventil öffnet sich bei knapp über 100 °C. Mittlerweile gibt es bereits Dampfgeräte, die entweder einen festen Wasseranschluß haben oder von einem Wassertank gespeist werden. Diese Geräte sind sehr empfehlenswert, weil sie auch eine Alternative zum Mikrowellenherd darstellen. Sie können darin gekochte Speisen erwärmen, ohne Fett verwenden zu müssen. Den Mikrowellenherd hingegen kann ich nicht empfehlen.

Süßspeisen und Desserts

Rezept 98

Kärntner Reindling

Hefekuchen mit Rosinen und Zimt – 16 Stück

Zutaten
550 g Weizen-Vollkornmehl (oder feines Dinkel-Vollkornmehl)
120 g Butter halbfett/Milchhalbfett
42 g Hefe
80 g Honig
300 ml (300 g) Kuhmilch entrahmt
5 g Zitronenschale

Für die Füllung:
200 g brauner Zucker/Rohzucker
150 g Rosinen
30 g Rum
Meersalz
Butter für die Form
Vollkornmehl
1 EL Zimtpulver

Pro Stück:
kcal 241 • EW 5,4
F 4 • KH 44
Ca 53 • LinS 0,4
AraS 0,0 • Vit C 0,9
Vit E 0,7

Biologisch angebauter Dinkel, kurz vor Gebrauch fein gemahlen, ist wertvoll an Inhaltstoffen und schmeckt auch am besten.

Zubereitung:

1. Milch fingerwarm erwärmen, Honig, Rum und Butter darin auflösen.
2. Mehl in eine Rührschüssel geben, Zitronenschale, etwas Salz und die zerbröckelte Hefe dazugeben. Milch mit Butter und Honig zugeben und den Teig gut durchrühren, dann herausnehmen und an einem warmen Ort ca. fiStunde gehen lassen.
3. Den Teig daumenstark ausrollen (Rollholz), Rosinen und Zimt darüber verteilen und die zerlassene Butter darüber träufeln.
4. Eine Form mit Butter ausfetten. Den Teig einrollen und in die Form legen (Gugelhupfform). Im mittlerweile vorgeheizten Ofen bei 180° C (Gitter/mittlere Schiene) ca. 40–45 Minuten backen. Aus der Form stürzen und auf einem Gitter erkalten lassen.

Tip:

Wenn Sie die gefüllte Teigrolle in dicke Scheiben schneiden, dann können Sie so auch Hefeschnecken backen (Backzeit 15 Minuten bei 200° C).

Rezept 99

Rosinenbrot

Rosinenbrot in Kastenform – 30 Scheiben

Zubereitung:

1. Milch mit Butter fingerwarm zerlassen und mit Honig verrühren. Das feine Mehl in eine Rührschüssel geben, Hefe dazu bröckeln, Rosinen zugeben, salzen, Eiweiß zugeben (1 Ei hat 40 g Eiweiß) und alles zu einem mittelfesten Teig kneten.
2. Den Ofen auf 180 °C vorheizen. Kastenform mit Butter ausstreichen und mit mit Mehl bestäuben.
3. Den Teig in die Form geben, ca.20 Minuten gehen lassen und im Backofen ca. 30 Minuten backen. Auf ein Gitter stürzen, erkalten lassen und portionieren.

Tip:

Sie können statt Sultaninen auch kleingeschnittene Trockenfrüchte verwenden. Pro Woche sollten Sie nicht mehr als 2 Eigelb zu sich nehmen.

Hinweis

Natürlich können Sie auch kleine Brötchen (ca. 40 g) aus der Teigmasse formen und bei 220 °C 15 Minuten backen. Weitere Abwandlungsmöglichkeiten ergeben sich durch Zugabe von gehackten Mandeln, Nüssen, Hanfsamen, Sonnenblumenkernen oder Mohn.

Zutaten

1000 g Weizen-Vollkornmehl oder Dinkel
42 g Hefe
50 g Bienenhonig
40 g Butter halbfett/ Milchhalbfett
40 g Hühner-Eiweiß
650 ml Kuhmilch/ Trinkmilch fettarm
120 g Sultaninen
Meersalz
Butter und Mehl für die Form

Pro Scheibe:
kcal 136 • EW 5,0
F 2 • KH 25
Ca 39 • LinS 0,4
AraS 0,0 • Vit C 0,3
Vit E 0,5

Rezept 100

Briochegebäck

15 Scheiben

Zutaten

500 g Weizen-Vollkornmehl oder Dinkel
80 g Honig
40 g Butter halbfett/ Milchhalbfett
21 g Hefe
200 ml Kuhmilch fettarm
40 g Hühner-Eiweiß
1 g Zitrone
1 g Vanillezucker

Pro Scheibe:
kcal 138 • EW 4,8
F 2 • KH 25
Ca 31 • LinS 0,4
AraS 0,0 • Vit C 0,3
Vit E 0,5

Zubereitung:

1. Milch mit Butter, Honig und Vanillezucker erwärmen. Mehl mit der zerbröckelten Hefe und Zitronenschale in eine Rührschüssel geben. Erwärmte Milch, Salz und Eiweiß dazugeben und zu einem glatten Teig kneten.
2. Den Teig zugedeckt etwa fiStunde an einem warmen Ort gehen lassen. Dann den Teig in drei gleiche Teile schneiden, daraus 3 Stränge formen (jeweils in der Mitte dicker) und daraus einen Zopf flechten.
3. Den Briochezopf auf ein bemehltes Backblech legen und im vorgeheizten Ofen (mittlere Schiene) bei 200° C etwa 25–30 Minuten backen. Auf einem Gitter erkalten lassen.

Tip:

Sie können aus dem Teig auch eine Rolle machen und in 15 Teile schneiden. Daraus formen Sie dann verschiedene Brioche-Gebäckstücke. Mit Mohn bestreuen und 15 Minuten bei 220° C backen. Auf einem Gitter erkalten lassen.
Achten Sie darauf, daß das Vollkornmehl sehr fein gemahlen ist. Siehe Rubrik „Brot und Gebäck" Seite 70.

Hinweis
Der Teig eignet sich auch für Quarktaschen, Nusskipferln, Mohnkipferln oder für den Kärntner Reindling.

Rezept 101

Dinkelbuchteln

10 Stück

Zutaten

300 g Dinkel (feingemahlenes Dinkelmehl)
42 g Hefe
60 g brauner Zucker/ Rohzucker
40 g Hühner-Eiweiß
125 ml (125g) Kuhmilch fettarm
50 g Preiselbeer-Konfitüre
Natur-Zitronenschale
Meersalz
Butter für die Form

Pro Stück:
kcal 138 • EW 4,9
F 1 • KH 27
Ca 20 • LinS 0,0
AraS 0,0 • Vit C 0,2
Vit E 0

Zubereitung:

1. Milch erwärmen. Feingemahlenes Dinkelmehl in eine Rührschüssel geben, die Hefe dazu bröckeln, salzen, Zitronenschale und warme Milch zugeben. Eiweiß und Zucker dazugeben und alles zu einem mittelfesten Teig kneten, der sich gut formen läßt.
2. Den Teig zugedeckt an einem warmen Ort gehen lassen. Dann kurz durchkneten, eine Rolle formen und davon ca. 50 g schwere Teigstücke abschneiden.
3. Die Teigstücke in der Mitte mit Preiselbeerkonfitüre füllen und den Teig zusammendrücken, so daß die Konfitüre eingeschlossen bleibt.
4. Die Buchteln in eine ausgebutterte Form geben und noch einmal zugedeckt kurz gehen lassen (darauf achten, daß der Teigschluß unten liegt).
5. Im vorgeheizten Backofen bei 200° C ca. 20 Minuten backen. Danach aus der Form auf ein Kuchengitter stürzen und nur leicht abkühlen lassen. Warm, eventuell mit Vanillesauce (Rezept 111) servieren.

Tip:

Sie können dazu auch feingemahlenes Vollkornmehl aus Weizen nehmen. Am besten schmecken die Buchteln, wenn das Getreide kurz vorher in der Getreidemühle gemahlen wurde. Tage vorher gemahlenes Getreidemehl verliert an Geschmack.

Rezept 102

Brandteig

Brandteigkrapfen – 10 Stück

Zutaten
150 g Weizen-Vollkornmehl
(oder feingemahlenes Dinkel-Vollkornmehl)
30 g Butter halbfett/Milchhalbfett
250 g Kuhmilch gekocht
80 g Hühner-Eiweiß
Meersalz

Pro Stück:
kcal 78 • EW 3,6
F 2 • KH 10
Ca 40 • LinS 0,2
AraS 0,0 • Vit C 0,3
Vit E 0,3

Zubereitung:

1. Milch mit Salz und Butter aufkochen und das Mehl mit einem Schneebesen einrühen. Vom Feuer nehmen und das Eiweiß rasch mit einem Kochlöffel unterheben. (Die Masse evtl. kurz abkühlen lassen, bevor das Eiweiß untergerührt wird.)
2. Die Masse in einen Spritzsack geben und auf ein Backblech 10 Krapfen zu je ca. 50 g aufspritzen.
3. Im vorgeheizten Ofen bei 200° C ca. 20 Minuten backen, vom Blech nehmen und leicht abkühlen lassen

Tip:

Die Krapfen können mit einer Vanillecreme oder mit Früchten gefüllt werden.(Vanillecreme ohne Ei siehe Rezept 111).

Hinweis

Brandteig kann wie ein Kartoffelteig oder Quarkteig auch als Grundteig für Fruchtknödel verwendet werden. Nach dem Garen im ziehenden, leicht gesalzenen Wasser werden die Aprikosen-, Zwetschgen- oder Erdbeerknödel in Semmelbrösel gerollt und mit zerlassener Butter und Kompott serviert.

Rezept 103

Vollkorn-, Dinkel- oder Weizenroulade

8 Portionen

Zubereitung:

1. Eiweiß mit Zucker, einer Prise Salz und Vanillezucker zu steifem Schnee schlagen, das Mehl unterheben und die Masse fingerdick auf ein mit Backpapier belegtes Backblech streichen.
2. Im vorgeheizten Ofen bei 200° C etwa 8 Minuten backen. Danach auf ein zweites bemehltes Papier stürzen und das erste Papier abziehen.
3. Die Roulade noch warm mir Erdbeerkonfitüre bestreichen und vorsichtig einrollen. Mit einem scharfen Messer in Scheiben schneiden.

Tip:

Diese Roulade kann auch mit sehr fein gemahlener Hirse, mit fein gemahlenem Mais oder Amaranth gemacht werden.

Wichtig!

Das Ei ist ein Festigungsmittel, die Luft ein Lockerungsmittel. Je mehr die Masse gerührt wird, desto mehr Luft geht verloren. Daher das Mehl mit einem Schneebesen leicht und locker unterheben. Die Masse darf keinesfalls noch fließen, sondern muß Stabilität aufweisen.

Zutaten

120 g Hühner-Eiweiß (1 Hühnerei = ca.40 g Eiweiß)
50 g Weizen-Vollkornmehl (Dinkel- oder Roggen-Vollkornmehl)
40 g Zucker braun/ Rohzucker
60 g Erdbeerkonfitüre
Meersalz
Vanillezucker natur

Pro Portion:

kcal 67 • EW 2,4
F 0 • KH 14
Ca 7 • LinS 0,1
AraS 0,0 • Vit C 0,3
Vit E 0,1

Rezept 104

Reisroulade

8 Portionen

Zutaten
120 g Hühner-Eiweiß (1 Hühnerei = ca. 40 g Eiweiß)
50 g Reismehl
40 g Zucker braun/ Rohzucker
60 g Dattel-Konfitüre
2 g Vanillezucker
Meersalz

Pro Portion:
kcal 77 • EW 2,1
F 0 • KH 17
Ca 6 • LinS 0,0
AraS 0,0 • Vit C 0,1
Vit E 0

Zubereitung:

1. Eiweiß mit einer Prise Salz, Vanillezucker und Zucker zu halbsteifem Schnee schlagen.
2. Das Mehl behutsam mit einem Schneebesen unterheben und die Masse auf ein mit Backpapier belegtes Backblech fingerdick aufstreichen.
3. Im vorgeheizten Ofen bei 200° C etwa 8 Minuten backen. Danach auf ein zweites, mit Mehl bestäubtes Papier stürzen.
4. Das erste Papier abziehen, das Backwerk mit Konfitüre bestreichen und einrollen. Mit einem scharfen Messer in Scheiben schneiden.

Tip:

Diese Roulade kann auch mit einem andere Vollkornmehl gemacht werden (z. B. Hirsemehl, Maismehl, Dinkelmehl). Es soll immer kurz vor Gebrauch auf der feinsten Stufe frisch gemahlen werden. Dadurch ist für beste Ausnutzung der Inhalts- und Geschmackstoffe garantiert.

Hinweis
Die gleiche Masse kann auch in einen Spritzbeutel mit runder Tülle gefüllt und kreisförmig auf Backpapier aufgetragen werden. Nach dem Backen wie Anisbögen einschlagen, abkühlen lassen und mit Creme und Früchten füllen.

Rezept 105

Strudelteig

Grundrezept – 12 Portionen

Zutaten
300 g Dinkel (feingemahlenes Dinkelmehl)
40 g Butter halbfett/ Milchhalbfett
40 g Hühner-Eiweiß
150 ml (150 g) Trinkwasser
Salz

Pro Portion:
kcal 89 • EW 3,5
F 2 • KH 14
Ca 5 • LinS 0,0
AraS 0,0 • Vit C 0,01
Vit E 0,03

Zubereitung:

1. Feingemahlenes Dinkelmehl mit einer Prise Salz, fingerwarm zerlassener Butter, Eiweiß (von einem Ei) und Wasser zu einem glatten Teig verkneten.
2. Den Strudelteig zugedeckt etwa 20 Minuten ruhen lassen.
3. Auf einem bemehlten Tuch erst dünn ausrollen, dann mit Hilfe der Hände dünn ausziehen. Die Teigränder wegschneiden.
4. Den Strudelteig (z. B.) mit Äpfeln füllen und backen (siehe Rezept 107).

Tip:

Sie können auch Vollkorn-Weizenmehl für dieses Rezept verwenden. Wichtig ist, daß das Getreide sehr fein gemahlen wird. Unter Umständen kann das Mehl im Nachhinein fein gesiebt werden. Man kann auch etwas Kleie zur Füllung in den Apfelstrudel geben.

Hinweis
Diesen Strudelteig verwenden Sie auch für einen Kartoffel- oder Gemüsestrudel. Gedämpftes, kaltes, klein geschnittenes Gemüse wird mit Eiweiß gebunden, gewürzt und in den Strudelteig eingeschlagen; oder Sie nehmen roh geriebene Kartoffeln, dünsten diese knackig mit etwas Milch und Brühe, schmecken ab und verwenden diese Masse als Füllung.

Rezept 106

Quarkfüllung für Strudelteig

12 Portionen

Zutaten
300 g Quark – Magerstufe
60 g Sultaninen
40 g Hühner-Eiweiß
60 g brauner Zucker/ Rohzucker
2 g Vanillezucker
50 ml (50 g) Kuhmilch teilentrahmt
120 g Weißbrotwürfel
200 g saure Sahne 10% Fett
Zum Übergießen des Strudels:
40 g Hühner-Eiweiß
200 ml (200 g) Kuhmilch fettarm

Pro Portion:
kcal 125 • EW 6,0
F 5 • KH 15
Ca 80 • LinS 0,6
AraS 0,0 • Vit C 0,7
Vit E 0,6

Zubereitung:

1. Quark, Sultaninen, Eiweiß, Vanillezucker, Rohzucker, saure Sahne und Weißbrotwürfel vermischen und in den Strudelteig füllen (siehe Rezept 105).
2. Den Strudel im vorgeheizten Backofen bei 180° C ca. 15 Minuten vorbacken.
3. Milch mit Eiweiß verrühren, über den vorgebackenen Strudel gießen und weitere 10 Minuten backen (mittlere Schiene). Auf dem Backblech leicht abkühlen lassen und in 12 Stücke schneiden.

Tip:

Am besten eignet sich dazu eine halbhohe Form mit Rand, damit der Strudel nicht so sehr in die Breite laufen kann. Wenn Sie ein Backblech nehmen, dann mit zusammengeknüllter Alufolie und Kochlöffeln einen provisorischen Rand machen.

Hinweis

In Österreich sind solche Süßspeisen als Milch-Rahmstrudel bekannt; separat dazu wird etwas Vanillesauce serviert. Strudel wird aber meist lauwarm serviert, man kann ihn aber auch kalt essen.

Rezept 107

Füllung für Apfelstrudel

12 Portionen

Zutaten
500 g Äpfel (säuerlich)
40 g kandierte Wildfrüchte
80 g Sultaninen
40 g brauner Zucker/Rohzucker
Zimtpulver
Zitronenschale
40 g Semmelbrösel
50 g saure Sahne
10 % Fett

Pro Portion:
kcal 78 • EW 0,8
F 1 • KH 17
Ca 11 • LinS 0,1
AraS 0,0 • Vit C 5,2
Vit E 0,2

Zubereitung:

Biologisch angebaute Äpfel schälen (Schalen können Sie für Tee oder zum Trocknen noch einmal verwenden!). Kerngehäuse entfernen. Die Äpfel in dünne Scheiben schneiden und mit Zimt, Semmelbröseln, Sultaninen, Wildfrüchten, Zitronenschale, saurer Sahne und Zucker mischen. Diese Füllung in den Strudelteig füllen (siehe Rezept 105). Den Apfelstrudel im vorgeheizten Backofen bei 180° C auf mittlerer Schiene ca. 20 Minuten backen. Auf dem Blech erkalten lassen und in 12 Stücke portionieren.

Tip:

Aus den Apfelschalen machen Sie am besten einen Apfelschalentee, dem Zimtrinde und Nelken zugesetzt werden und mit Honig gesüßt wird. Auch als kaltes Getränk bestens zu empfehlen.

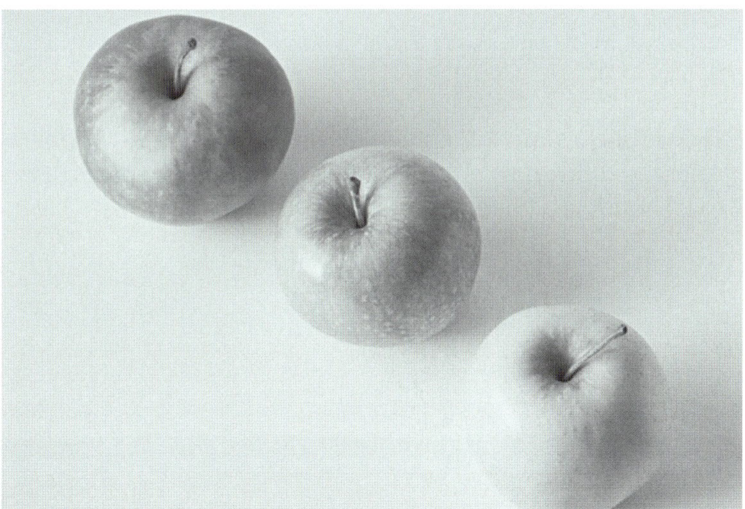

Rezept 108

Kaiserschmarren

Österreichische Spezialität – 4 Portionen

Zutaten
80 g Weizen-Vollkornmehl oder Dinkel
160 g Hühner-Eiweiß (1 Hühnerei = ca. 40 g Eiweiß)
60 g Sahne 10 % Fett
60 ml (60 g) Kuhmilch fettarm
50 g Sultaninen
20 g Butter halbfett/ Milchhalbfett
30 g brauner Zucker/ Rohzucker
etwas Zucker zum karamellisieren
Salz

Pro Portion:
kcal 193 • EW 8,2
F 4 • KH 29
Ca 59 • LinS 0,3
AraS 0,0 • Vit C 0,6
Vit E 0,5

Zubereitung:

1. Milch und Mehl mit einem Schneebesen verrühren. Salzen, Sahne und Sultaninen zugeben.
2. Eiweiß mit Zucker zu steifem Schnee schlagen und unter die Grundmasse heben.
3. Butter in einer Pfanne schmelzen lassen, die Masse hineingeben und zugedeckt kurze Zeit anbräunen. Masse in der Mitte teilen und mit Hilfe einer Palette umdrehen. Etwa 10 Minuten in den vorgeheizten Backofen schieben (180° C) und durchbacken. Mit 2 Gabeln in Stücke reißen und noch einmal kurz ins Backrohr geben. Restlichen Rohzucker in der Ecke der Pfanne karamellisieren lassen und mit dem Schmarren mischen.

Tip:

Dazu servieren Sie am besten ein Apfelkompott oder Pflaumenröster (Pflaumenmus).

Hinweis
Sie werden es nicht für möglich halten – aber Sie können Kaiserschmarren auch im Wok zubereiten! Benutzen Sie zwischendurch einfach den Deckel, damit die Masse – wie im Backofen – aufgehen kann.

Rezept 109

Kartoffelteig für Fruchtknödel

4 Stück (8 kleine Knödel)

Zutaten
150 g Kartoffeln roh, ungeschält
50 g Weizen-Vollkornmehl
40 g Butter/ Milchhalbfett
40 g Hühner-Eiweiß (1 Hühnerei = 40g Eiweiß)
Meersalz

Pro Portion:
kcal 108 • EW 3,7
F 4 • KH 13
Ca 19 • LinS 0,2
AraS 0,0 • Vit C 6,4
Vit E 0,3

Zubereitung:

1. Mehlige Kartoffeln schälen, kleinschneiden, im Kocheinsatz weichdämpfen, leicht abkühlen lassen und durch ein Passiersieb streichen oder drücken. Erkalten lassen.
2. Mit den restlichen Zutaten vermengen und schnell zu einem glatten Teig verkneten. Gute, sonnengereifte Früchte nach Wahl und Saison in den Kartoffelteig rollen bzw. einschlagen. Aus der Masse 4 (oder 8 kleine) Knödel formen und diese im sprudelnden Salzwasser 10 Minuten mehr ziehen als kochen lassen. Mit einer Netzkelle herausheben und in Semmelbröseln mit Rohzucker wälzen. Mit Zitronenmelisse garnieren.

Tip:

Ungefüllt kann der Kartoffelknödel auch zu einer Hauptspeise oder Beilage werden. Bei größeren Mengen werden die ungeschälten Kartoffeln in Folie gewickelt und 1 Stunde im Backofen gegart, bevor sie gepellt und weiterverwendet werden. Das hat den Vorteil, daß die Kartoffeln ihre Feuchtigkeit verlieren, wodurch der Teig noch besser wird.

Rezept 110

Quarkknödel

(für Fruchtknödel)
8 Stück = 4 Portionen

Zutaten
120 g Quark Magerstufe
80 g Hühner-Eiweiß (80 g sind 2 Eiweiß)
20 g Halbfettbutter
30 g Honig
40 g Weizengrieß
40 g Weizen-Vollkornmehl
Meersalz
geriebene Zitronenschale

Pro Portion:
kcal 138 • EW 8,7
F 3 • KH 20
Ca 42 • LinS 0,1
AraS 0,0 • Vit C 0,5
Vit E 0,2

Zubereitung:

1. Butter mit Salz Honig und Zitronenschale schaumig rühren, Eiweiß untermengen, Mehl, Quark und Grieß beifügen und zu einem glatten Teig kneten. 3 Stunden im Kühlschrank ruhen lassen.
2. Mit Hilfe eines Eisportionierers kleine Knödel in kochendes Salzwasser legen und 10 Minuten ziehen lassen. Mit Fruchtmark servieren.

Dieser Teig ist sehr locker und leicht. Im Bedarfsfall können Sie die Mehlmenge um ca. 10g anheben, der Teig läßt sich dann leichter rollen.

Tip:

Mit Zwetschgen oder kleinen, halbierten Aprikosen füllen, gut einrollen und in Salzwasser ca. 10 Minuten kochen lassen. Herausheben und in Semmelbröseln mit Rohzucker gemischt wälzen.

Hinweis
Zu Fruchtknödeln – die man übrigens gut vorkochen kann – paßt jedes Obstkompott oder auch Fruchtmark als Beilage.

Rezept 111

Vanillecreme ohne Ei

Grundcreme – 4 Portionen

Zutaten
500 ml (500 g) Kuhmilch entrahmt
80 g Honig
5 g Agar-Agar, Trockenprodukt (oder 4 Blatt Speisegelatine)
40 g Hühner-Eiweiß
2 g Vanillezucker
Zitronenmelisse

Pro Portion:
kcal 117 • EW 6,1
F 0 • KH 22
Ca 159 • LinS 0,0
AraS 0,0 • Vit C 3,7
Vit E 0

Zubereitung:

Milch mit Agar-Agar-Pulver gut verrühren und über Dampf so heiß machen, bis die Milch dicklich gebunden wird. Honig und Vanillezucker zugeben und kräftig durchrühren. Erkalten lassen, steif geschlagenes Eiweiß unterheben. Mit Blättern von frischer Zitronenmelisse garnieren und servieren. Sie können die Creme auch mit kleingeschnittenen, frischen Früchten mischen. Die Früchte vorher mit etwas Rohzucker marinieren (100 g Früchte oder 40 g Preiselbeerkonfitüre).

Tip:

Diese Creme schmeckt durch die Algen etwas salzig und wird auch nicht so glatt wie eine mit der gleichen Menge Gelatine zubereitete Creme! Bei Verwendung von Gelatineblättern diese 3 Minuten vorher einweichen und in der erwärmten Milch auflösen. Die Milch kann aber auch mit Maizena gebunden werden. Statt Eiweiß heben Sie dann 4 EL Sahne (10% Fett) (steif geschlagen) unter.

Hinweis
Wenn es schnell gehen soll, können Sie auch eine fertige Soja-Vanillesauce aus dem Reformhaus als Grundlage für alle Ableitungen mit Himbeeren, Heidelbeeren oder Erdbeeren verwenden.

Mayrs Küchentechnik

Das Backen

Eiweiß wird durch Hitze fest, das wissen wir. Wenn Sie einen Kuchen backen, entsteht außen eine Kruste. Nehmen Sie den Kuchen zu früh aus dem Ofen, fällt er zusammen. Das kommt daher, dass die Hitze durch die Eiweißkruste nicht so schnell durchkommt und die Temperatur im Inneren der Masse geringer ist als außen.

Butter für den Kuchen?

Obige Erklärung ist auch der Grund, warum Butter für den Kuchen empfehlenswert ist. Es gibt dann kein Verbrennen in der gebundenen Masse, im Gegensatz zum Anbraten in einer Pfanne. Die Eiweißkruste schützt sozusagen den niedrigen Schmelzpunkt der Butter.

Ofenkartoffeln ohne Fett

Auch Kartoffeln können gebacken werden – als „baked potatoes". Das hat den Vorteil, daß die Feuchtigkeit verdunstet und die Kartoffeln dadurch trockener werden. Ein wesentlicher Effekt bei der Zubereitung von Kartoffelteig. Weniger Feuchtigkeit heißt weniger Mehl und dadurch lockere Gnocchis oder Knödel.

Das Backen von Fisch

Auch Fischgerichte werden – mit oder ohne Folie – im Ofen gebacken, dann allerdings mit Flüssigkeit begossen. Ein Fisch im Salzteig wird im Ofen gebacken, wodurch er ein wunderbares Aroma entfalten kann. Die Erklärung ist einfach: Je kleiner der Raum, desto mehr Geschmacksstoffe.

Ganztagespläne mit Nährwertberechnung

Das Wichtigste auf einen Blick
Auch für unterwegs

Hier finden Sie einige Beipiele für einen praxisnahen Ganztagesplan mit deutlicher Fettreduktion. In dieser Form können alle im Rezeptteil enthaltenen Gerichte kombiniert verwendet werden. Wenn jemand mehr Energie benötigt, dann werden einfach die Portionen - nicht die Fettmengen - um ein Drittel angehoben. Ebenso kann auch reduziert werden.

Mit weniger Fett zu arbeiten als im Rezeptteil umgesetzt, wirkt schon praxisfremd und ist im Durchschnitt auch nicht sinnvoll. Vorsichtig müssen Sie sein, wenn Sie unterwegs im Gasthaus oder Hotel essen müssen. Bestellen Sie grundsätzlich nur gedünstete oder gedämpfte Kartoffeln und werten Sie dieses dann am Tisch mit kaltgepreßtem Leinöl oder Olivenöl auf. 1 Kaffeelöffel voll Öl wiegt ca. 3 g. Notfalls müssen Sie Ihr eigenes gutes Öl in einem kleinen Fläschchen mitnehmen. Achten Sie bei angemachten Salaten auf das Fett und wählen Sie grundsätzlich keine fetten Speisen oder gar in Fett gebackene Gerichte aus. Salate, Nudeln, Reis und Kartoffeln sind unterwegs überall zu bekommen. Wenn Sie häufiger in ein bestimmtes Lokal kommen, wird es immer leichter. Italienische Lokale verabeiten fast durchwegs hervorragendes Öl und es gibt auch immer Gemüse und Nudeln.

Wenn Sie beruflich gar keine andere Möglichkeit haben, versuchen Sie, zu Mittag zumindest eine Kleinigkeit zu essen. Es reicht schon eine warme Suppe mit einem Stück Vollkornbrot oder ein Salat mit einem Stück Brot. Kleine Antipasti sind immer schnell zu bekommen. Das hat den Vorteil, daß kein „Heißhunger“ entstehen kann, der zu unkontrolliertem Essen am Abend verleitet. Vergessen Sie auch nicht, genug alkoholfreie Flüssigkeit zu sich zu nehmen. Im Auto ist eine Flasche Mineralwasser immer günstig, weil auch Trinken den Hunger - zumindest teilweise - stillt.

Vorschläge für ein schnelles Abendessen

Für die meisten Menschen ist das Abendessen ein Problem. In unserer Gesellschaft wird hauptsächlich am Abend statt zu Mittag gegessen. Das Abendessen ist dann meist zu umfangreich, zu fett und zu schwer. Es wird nicht daran gedacht, daß ein leichtes Abendessen mehr Wohlbefinden nach dem Essen bringt, weil dadurch Verdauungskraft eingespart wird, wodurch wieder mehr Energie zur Verfügung steht. Wenn der Körper müde ist, sind auch die Verdauungsorgane zu keinen Höchstleistungen mehr imstande. Diese Einsicht gelingt zumeist aber erst jenen Menschen, die einen Leidensdruck haben. Sämtliche Gerichte im Rezeptteil des Buches (Nudelgerichte, Kartoffelspeisen, Gemüsegerichte, Reisgerichte, Basensuppen) können auch am Abend gegessen werden und sättigen in ausreichendem Maße. Lesen Sie bitte dazu auf Seite 142 „Antipasti oder Abendessen, Hauptgerichte oder Gemüse-Vorspeisen". Alle Gemüse-Vorspeisen können mit warmen Kartoffeln oder Reis gegessen werden oder werden damit zur Hauptspeise. Die im Rezeptteil angebotenen Fischgerichte eignen sich ebenfalls für ein Abendessen, allerdings nur sollte man Fisch nur einmal täglich und nicht mehr als 2–3 Mal pro Woche zu sich nehmen. Eigelb sollten Sie – wenn überhaupt – nur einmal pro Woche verzehren. Als kalte Speisen eignen sich Magerquarkaufstriche mit etwas Butter und Vollkornbrot. dazu als Getränk ein frisch gebrühter Kräutertee.

Tagesplan 1

	kcal	EW g	F g	KH g	MUFS g	EUFS g	LieS g	AraS g
Frühstück: Frühstücksgetränk, Tee, Getreidekaffee								
100 g Vollkornbrot	187	6,5	1	37	0,5	0,1	0,1	0,0
50 g Roggenmischbrötchen	112	3,1	0	24	0,2	0,1	0,0	0,0
10 g Butter – Milchhalbfett	38	0,4	4	0	0,1	1,2	0,1	0,0
40 g Brombeere Konfitüre	107	0,2	0	26	0,1	0,0	0,0	0,0
40 g Kochkäse Magerstufe	34	6,1	0	2	0,0	0,1	0,0	0,0
50 g Molke mit Müsli	46	1,1	1	9	0,2	0,3	0,0	0,0
15 g Hafer Vollkornflocken	56	1,9	1	9	0,4	0,4	0,0	0,0
120 g Joghurt entrahmt	46	5,2	0	5	0,0	0,0	0,0	0,0
150 g Banane frisch	142	1,7	0	32	0,1	0,0	0,0	0,0
150 g Apfel frisch	78	0,5	1	17	0,3	0,0	0,1	0,0
Mittagessen: Feldsalat mit warmen Kartoffeln								
30 g Eisbergsalat frisch	4	0,3	0	0	0,0	0,0	0,0	0,0
50 g Feldsalat frisch	7	0,9	0	0	0,1	0,0	0,1	0,0
30 g Kartoffeln gegart	21	0,6	0	4	0,0	0,0	0,0	0,0
2 g Rüböl (Rapsöl)	18	0,0	2	0	0,6	1,1	0,2	0,0
50 g Mehrkornbrötchen	116	3,2	1	24	0,2	0,1	0,0	0,0
Selleriesuppe								
100 g Knollensellerie frisch	19	1,7	0	2	0,1	0,0	0,0	0,0
50 g Kartoffeln geschält	36	1,0	0	7	0,0	0,0	0,0	0,0
20 g Zwiebelgemüse	35	0,3	3	2	0,4	1,1	0,1	0,0
2 g Brunnenkresse frisch	0	0,0	0	0	0,0	0,0	0,0	0,0
2 g Butter – Milchhalbfett	8	0,1	1	0	0,0	0,2	0,0	0,0
20 g Joghurt entrahmt	8	0,9	0	1	0,0	0,0	0,0	0,0
200 ml Gemüsebrühe Rezept 18 /19								
Meersalz, Pfeffer aus der Mühle								
125 g Blattspinat frisch	21	3,2	0	1	0,2	0,0	0,2	0,0
60 g Mehrkornvollkornbrot	121	4,1	1	24	0,3	0,1	0,0	0,0
3 g Butter — Milchhalbfett	11	0,1	1	0	0,0	0,4	0,0	0,0
20 g Hühnerei Eiweiß frisch	10	2,2	0	0	0,0	0,0	0,0	0,0
25 ml Kuhmilch entrahmt	9	0,9	0	1	0,0	0,0	0,0	0,0
20 g Vollkornmehl	62	2,3	0	12	0,2	0,1	0,0	0,0
12 g Frischkäse Magerstufe	11	2,0	0	0	0,0	0,0	0,0	0,0
3 g Butter – Milchhalbfett	11	0,1	1	0	0,0	0,4	0,0	0,0
20 g Zwiebeln frisch	6	0,2	0	1	0,0	0,0	0,0	0,0
150 g Gemüse frisch	26	1,4	0	4	0,1	0,0	0,0	0,0
Abendessen: Pellkartoffeln mit Quark u. Leinöl								
400 g Kartoffeln gegart	280	8,0	0	58	0,2	0,0	0,0	0,0
100 g Quark Magerstufe	75	13,5	0	4	0,0	0,1	0,0	0,0
5 g Leinöl	44	0,0	5	0	3,3	0,9	2,7	0,0
100 g Gemüsemischung frisch	37	2,8	0	6	0,1	0,1	0,0	0,0
Kräutertee mit Honig								
20 g Honig	61	0,1	0	15	0,0	0,0	0,0	0,0
Gesamtsumme:	1902	76,6	26	329	8,3	6,9	3,8	0,0

Eiweiß	76,56 g	(17%)
Fett	25,88 g	(12%)
Kohlenhydrate	329,25 g	(71%)

kcal = Kilokalorien, EW = Eiweiß, F = Fett, KH = Kohlenhydrate
MUFS = mehrf.unges.Fettsäuren, EUFS = einfach unges. Fettsäuren, LieS = Linolensäure
AraS = Arachidonsäure

Tagesplan 1

	BE	Hsr mg	Ca mg	C mg	E mg	C205 g	LieS g	A mg
Frühstück: Frühstücksgetränk, Tee, Getreidekaffee								
100 g Vollkornbrot	3,0	57	22	0	1,0	0,0	0,1	0,00
50 g Roggenmischbrötchen	2,0	26	12	0	0,4	0,0	0,0	0,00
10 g Butter – Milchhalbfett		0	12	0	0,1	0,0	0,1	0,03
40 g Brombeere Konfitüre	2,0	2	7	0	0,1	0,0	0,0	0,00
40 g Kochkäse Magerstufe		0	80	0	0,0	0,0	0,0	0,00
50 g Molke mit Müsli	0,5	8	28	1	0,3	0,0	0,0	0,00
15 g Hafer Vollkornflocken	1,0	15	8	0	0,2	0,0	0,0	0,00
120 g Joghurt entrahmt	0,5	0	168	1	0,0	0,0	0,0	0,00
150 g Banane frisch	2,5	38	14	18	0,4	0,0	0,0	0,00
150 g Apfel frisch	1,5	22	10	18	0,7	0,0	0,1	0,00
Mittagessen: Feldsalat mit warmen Kartoffeln								
30 g Eisbergsalat frisch		3	6	1	0,2	0,0	0,0	0,00
50 g Feldsalat frisch		12	18	18	0,3	0,0	0,1	0,00
30 g Kartoffeln gegart	0,5	5	2	4	0,0	0,0	0,0	0,00
2 g Rüböl (Rapsöl)		0	0	0	0,5	0,0	0,2	0,00
50 g Mehrkornbrötchen	2,0	28	13	0	0,4	0,0	0,0	0,00
Selleriesuppe								
100 g Knollensellerie frisch		30	68	8	0,5	0,0	0,0	0,00
50 g Kartoffeln geschält frisch	0,5	8	3	8	0,0	0,0	0,0	0,00
20 g Zwiebelgemüse	0,0	3	7	1	0,0	0,0	0,1	0,00
2 g Brunnenkresse frisch		1	4	1	0,0	0,0	0,0	0,00
2 g Butter – Milchhalbfett		0	2	0	0,0	0,0	0,0	0,01
2 0 g Joghurt entrahmt	0,0	0	28	0	0,0	0,0	0,0	0,00
200 ml Gemüsebrühe Rezept 18 /19								
Meersalz, Pfeffer aus der Mühle								
125 g Blattspinat frisch		71	158	65	1,7	0,0	0,2	0,00
60 g Mehrkornvollkornbrot	2,0	38	14	0	0,6	0,0	0,0	0,00
3 g Butter – Milchhalbfett		0	3	0	0,0	0,0	0,0	0,01
20 g Hühnerei Eiweiß frisch		0	2	0	0,0	0,0	0,0	0,00
25 ml Kuhmilch entrahmt	0,0	0	30	0	0,0	0,0	0,0	0,00
20 g Vollkornmehl	1,0	16	6	0	0,3	0,0	0,0	0,00
12 g Frischkäse Magerstufe		0	15	0	0,0	0,0	0,0	0,00
3 g Butter – Milchhalbfett		0	3	0	0,0	0,0	0,0	0,01
20 g Zwiebeln frisch		3	6	2	0,0	0,0	0,0	0,00
150 g Gemüse frisch		15	21	37	1,2	0,0	0,0	0,00
Abendessen: Pellkartoffeln mit Quark u. Leinöl								
400 g Kartoffeln gegart	5,0	64	24	49	0,2	0,0	0,0	0,00
100 g Quark Magerstufe		0	120	1	0,0	0,0	0,0	0,00
5 g Leinöl		0	0	0	0,3	0,0	2,7	0,00
100 g Gemüsemischung frisch		55	24	61	0,8	0,0	0,0	0,00
Kräutertee mit Honig								
20 g Honig	1,5	0	1	0	0,0	0,0	0,0	0,00
Gesamtsumme:	25,5	521	938	295	10,3	0,0	3,8	0,07

Eiweiß	76,56 g (17%)
Fett	25,88 g (12%)
Kohlenhydrate	329,25 g (71%)

BE = Broteinheiten, Hsr = Harnsäure, Ca = Calcium, C = Vitamin C
E = Vitamin E Aktiv., C205 = C20:5 N-3 Fettsäure, LieS = Linolensäure
A = Vitamin A Retinol

Tagesplan 2

	kcal	EW g	F g	KH g	LieS g	AraS g	MUFS g	EUFS g
Frühstück: Frühstücksgetränk, Tee, Getreidekaffee								
100 g Roggenvollkornbrot	187	6,5	1	37	0,1	0,0	0,5	0,1
50 g Weizenvollkornbröt	112	4,1	1	22	0,0	0,0	0,4	0,1
10 g Butter – Milchhalbfett	38	0,4	4	0	0,1	0,0	0,1	1,2
40 g Erdbeerkonfitüre	107	0,1	0	26	0,0	0,0	0,0	0,0
40 g Kochkäse Magerstufe	34	6,1	0	2	0,0	0,0	0,0	0,1
100 g Tomate rot frisch	17	0,9	0	3	0,0	0,0	0,1	0,0
100 g Molke mit Müsli	93	2,2	1	18	0,0	0,0	0,3	0,6
120 g Joghurt entrahmt	46	5,2	0	5	0,0	0,0	0,0	0,0
100 g Apfel frisch	52	0,3	0	11	0,0	0,0	0,2	0,0
150 g Banane frisch	142	1,7	0	32	0,0	0,0	0,1	0,0
60 mlOrange Fruchtsaft	27	0,6	0	5	0,0	0,0	0,0	0,0
Mittagessen: Kartoffel-Gemüsesuppe								
200 ml Gemüsebrühe Rezept 18 /19								
100 g Kartoffeln geschält	71	2,0	0	15	0,0	0,0	0,1	0,0
50 g Gemüse frisch	8	0,5	0	1	0,0	0,0	0,0	0,0
20 g Lauchzwiebel	8	0,2	0	2	0,0	0,0	0,0	0,0
1 g Küchenkräuter I	1	0,0	0	0	0,0	0,0	0,0	0,0
Meersalz, Pfeffer frisch gemahlen								
50 g Vollkornbrötchen	112	4,1	1	22	0,0	0,0	0,4	0,1
Tortellini mit Tomatensauce:								
100 g Vollkornteigwaren eifrei	323	13,4	2	61	0,1	0,0	1,1	0,3
10 g Butter – Milchhalbfett	38	0,4	4	0	0,1	0,0	0,1	1,2
150 g Tomaten frisch	26	1,4	0	4	0,0	0,0	0,1	0,0
2 g Basilikum frisch	1	0,1	0	0	0,0	0,0	0,0	0,0
10 g Tomatenmark	7	0,4	0	1	0,0	0,0	0,0	0,0
100 g Gemüsemischung frisch	37	2,8	0	6	0,0	0,0	0,1	0,1
2 g Knoblauch frisch	3	0,1	0	1	0,0	0,0	0,0	0,0
Salat								
60 g Feldsalat frisch	8	1,1	0	0	0,1	0,0	0,1	0,0
2 g Brunnenkresse frisch	0	0,0	0	0	0,0	0,0	0,0	0,0
30 g Fenchel frisch	8	0,7	0	1	0,0	0,0	0,0	0,0
2 g Olivenöl kaltgepreßt	18	0,0	2	0	0,0	0,0	0,2	1,4
1 g Kräuteressig	0	0,0	0	0	0,0	0,0	0,0	0,0
Abendessen: Polenta mit Gemüseragout								
60 g Mais Vollkorn	199	5,1	2	39	0,0	0,0	0,8	0,8
30 g Möhrengemüse	14	0,3	1	1	0,0	0,0	0,2	0,3
100 g Bleichsellerie frisch	17	1,2	0	2	0,1	0,0	0,1	0,0
100 g Knollensellerie frisch	19	1,7	0	2	0,0	0,0	0,1	0,0
100 g Fenchel frisch	25	2,4	0	3	0,0	0,0	0,2	0,0
5 g Kresse frisch	2	0,2	0	0	0,0	0,0	0,0	0,0
30 g Lauchgemüse	22	0,7	2	2	0,1	0,0	0,4	0,6
$^1/_8$ l Basensauce Rezept 37 /38								
1 Kanne Kräutertee mit Orange und Honig								
Gesamtsumme:	1822	67,0	24	324	0,9	0,0	6,1	7,2

Eiweiß	67,05	g (15%)
Fett	24,34	g (12%)
Kohlenhydrate	323,75	g (73%)

kcal = Kilokalorien, EW = Eiweiß, F = Fett, KH = Kohlenhydrate
LieS = Linolensäure, AraS = Arachidonsäure, MUFS = mehrf.unges.Fettsäuren
EUFS = einfach unges.Fettsäuren

Tagesplan 2

	BE	Hsr mg	Ca mg	A mg	C mg	E mg	LieS g	C205 g
Frühstück: Frühstücksgetränk, Tee, Getreidekaffee								
100 g Roggenvollkornbrot	3,0	57	22	0,00	0	1,0	0,1	0,0
50 g Weizenvollkornbrötchen	2,0	34	16	0,00	0	0,6	0,0	0,0
10 g Butter - Milchhalbfett		0	12	0,03	0	0,1	0,1	0,0
40 g Erdbeerkonfitüre	2,0	4	4	0,00	1	0,0	0,0	0,0
40 g Kochkäse Magerstufe		0	80	0,00	0	0,0	0,0	0,0
100 g Tomate rot frisch		10	14	0,00	25	0,8	0,0	0,0
100 g Molke mit Müsli	1,5	16	56	0,00	1	0,5	0,0	0,0
120 g Joghurt entrahmt	0,5	0	168	0,00	1	0,0	0,0	0,0
100 g Apfel frisch	1,0	15	7	0,00	12	0,5	0,0	0,0
150 g Banane frisch	2,5	38	14	0,00	18	0,4	0,0	0,0
60 ml Orange Fruchtsaft	0,5	13	26	0,00	19	0,1	0,0	0,0
Mittagessen: Kartoffel-Gemüsesuppe								
200 ml Gemüsebrühe Rezept 18 /19								
100 g Kartoffeln geschält frisch	1,0	16	6	0,00	17	0,1	0,0	0,0
50 g Gemüse frisch		5	7	0,00	12	0,4	0,0	0,0
20 g Lauchzwiebel frisch		3	28	0,00	5	0,1	0,0	0,0
1 g Küchenkräuter I frisch		0	2	0,00	1	0,0	0,0	0,0
Meersalz, Pfeffer frisch gemahlen								
50 g Vollkornbrötchen	2,0	34	16	0,00	0	0,6	0,0	0,0
Tortellini mit Tomatensauce:								
100 g Vollkornteigwaren eifrei	5,0	80	34	0,00	0	0,2	0,1	0,0
10 g Butter - Milchhalbfett		0	12	0,03	0	0,1	0,1	0,0
150 g Tomaten frisch		15	21	0,00	37	1,2	0,0	0,0
2 g Basilikum		0	5	0,00	1	0,0	0,0	0,0
10 g Tomatenmark	0,0	9	5	0,00	4	0,5	0,0	0,0
100 g Gemüsemischung frisch		55	24	0,00	61	0,8	0,0	0,0
2 g Knoblauch frisch		0	1	0,00	0	0,0	0,0	0,0
Salat								
60 g Feldsalat frisch		14	21	0,00	21	0,4	0,1	0,0
2 g Brunnenkresse frisch		1	4	0,00	1	0,0	0,0	0,0
30 g Fenchel frisch		5	33	0,00	28	1,8	0,0	0,0
2 g Olivenöl kaltgepreßt		0	0	0,00	0	0,2	0,0	0,0
1 g Kräuteressig		0	0	0,00	0	0,0	0,0	0,0
Abendessen: Polenta mit Gemüseragout								
60 g Mais Vollkorn	3,0	36	9	0,00	0	1,2	0,0	0,0
30 g Möhrengemüse	0,0	4	13	0,00	2	0,3	0,0	0,0
100 g Bleichsellerie frisch		70	80	0,00	7	0,2	0,1	0,0
100 g Knollensellerie frisch		30	68	0,00	8	0,5	0,0	0,0
100 g Fenchel frisch		16	109	0,00	93	6,0	0,0	0,0
5 g Kresse frisch		2	11	0,00	3	0,0	0,0	0,0
30 g Lauchgemüse	0,0	10	25	0,01	6	0,4	0,1	0,0
1/8 l Basensauce Rezept 37 /38								
1 Kanne Kräutertee mit Orange und Honig								
Gesamtsumme:	24,0	591	951	0,08	383	19,4	0,9	0,0

Eiweiß	67,05	g (15%)
Fett	24,34	g (12%)
Kohlenhydrate	323,75	g (73%)

BE = Broteinheiten, Hsr = Harnsäure, Ca = Calcium, A = Vitamin A Retinol
C = Vitamin C, E = Vitamin E Aktiv., LieS = Linolensäure, C205 = C20:5 N-3 Fettsäure

Tagesplan 3

	kcal	EW g	F g	KH g	MUFS g	EUFS g	LieS g	AraS g
Frühstück: Frühstücksgetränk, Tee, Getreidekaffee								
100 g Roggenvollkornbrot	187	6,5	1	37	0,5	0,1	0,1	0,0
50 g Vollkornbrötchen	114	4,8	1	21	0,6	0,2	0,1	0,0
10 g Butter – Milchhalbfett	38	0,4	4	0	0,1	1,2	0,1	0,0
20 g Sanddornbeere Konfitüre	58	0,1	1	13	0,3	0,1	0,1	0,0
20 g Pfirsich Konfitüre	54	0,1	0	13	0,0	0,0	0,0	0,0
40 g Kochkäse Magerstufe	34	6,1	0	2	0,0	0,1	0,0	0,0
50 g Molke mit Müsli	46	1,1	1	9	0,2	0,3	0,0	0,0
120 g Joghurt entrahmt	46	5,2	0	5	0,0	0,0	0,0	0,0
150 g Apfel	78	0,5	1	17	0,3	0,0	0,1	0,0
150 g Banane frisch	142	1,7	0	32	0,1	0,0	0,0	0,0
Mittagessen: Kürbissuppe								
200 ml Gemüsebrühe Rezept 18 /19								
100 g Gartenkürbis frisch	13	0,5	0	2	0,1	0,0	0,1	0,0
100 g Kartoffeln geschält frisch	71	2,0	0	15	0,1	0,0	0,0	0,0
40 g Joghurt entrahmt	15	1,7	0	2	0,0	0,0	0,0	0,0
2 g Küchenkräuter I frisch	1	0,1	0	0	0,0	0,0	0,0	0,0
2 g Brunnenkresse frisch	0	0,0	0	0	0,0	0,0	0,0	0,0
50 g Vollkornbrötchen mit Soja	114	4,8	1	21	0,6	0,2	0,1	0,0
Zander gedämpft:								
100 g Zander frisch	84	19,2	1	0	0,2	0,2	0,0	0,0
150 g Kartoffeln geschält	106	3,1	0	22	0,1	0,0	0,0	0,0
100 g Blattspinat frisch	17	2,5	0	1	0,2	0,0	0,2	0,0
2 g Knoblauch frisch	3	0,1	0	1	0,0	0,0	0,0	0,0
10 g Lauchgemüse	8	0,2	1	1	0,1	0,2	0,0	0,0
3 g Butter – Milchhalbfett	11	0,1	1	0	0,0	0,4	0,0	0,0
50 g Gemüsemischung frisch	18	1,4	0	3	0,1	0,0	0,0	0,0
$^1/_8$ l Basensauce Rezept 37 /38								
80 g Kopfsalat frisch	10	1,0	0	1	0,1	0,0	0,1	0,0
2 g Kresse frisch	1	0,1	0	0	0,0	0,0	0,0	0,0
30 g Fenchel frisch	8	0,7	0	1	0,0	0,0	0,0	0,0
2 g Leinöl	18	0,0	2	0	1,3	0,4	1,1	0,0
1 g Kräuteressig	0	0,0	0	0	0,0	0,0	0,0	0,0
Dessert								
80 g Honigkuchen	244	3,4	1	54	0,2	0,3	0,0	0,0
Abendessen: Gemüse-Eintopf								
200 g Kartoffeln geschält	142	4,1	0	30	0,1	0,0	0,0	0,0
200 g Gemüsemischung frisch	74	5,6	1	11	0,2	0,1	0,1	0,0
20 g Lauchzwiebel frisch	8	0,2	0	2	0,0	0,0	0,0	0,0
50 g Joghurt entrahmt	19	2,2	0	2	0,0	0,0	0,0	0,0
2 g Küchenkräuter I frisch	1	0,1	0	0	0,0	0,0	0,0	0,0
50 g Vollkornbrötchen mit Zwiebeln	108	3,9	1	21	0,3	0,1	0,0	0,0
300 ml Gemüsebrühe Rezept 18 / 19								
Meersalz, Pfeffer frisch gemahlen								
Gesamtsumme:	1894	83,4	18	337	6,0	3,9	2,1	0,0

Eiweiß	83,43g (18%)
Fett	18,25g (9%)
Kohlenhydrate	337,24g (73%)
Alkohol	0,28g (0%)

kcal = Kilokalorien, EW = Eiweiß, F = Fett, KH = Kohlenhydrate
MUFS = mehrf.unges.Fettsäuren, EUFS = einfach unges.Fettsäuren, LieS = Linolensäure, AraS = Arachidonsäure

Tagesplan 3

	BE	Hsr mg	Ca mg	A mg	C mg	E mg	LieS g	C205 g
Frühstück: Frühstücksgetränk, Tee, Getreidekaffee								
100 g Roggenvollkornbrot	3,0	57	22	0,00	0	1,0	0,1	0,0
50 g Vollkornbrötchen mit Soja	1,5	38	21	0,00	0	0,6	0,1	0,0
10 g Butter – Milchhalbfett		0	12	0,03	0	0,1	0,1	0,0
20 g Sanddornbeere Konfitüre	1,0	1	3	0,00	3	0,0	0,1	0,0
20 g Pfirsich Konfitüre	1,0	1	1	0,00	0	0,0	0,0	0,0
40 g Kochkäse Magerstufe		0	80	0,00	0	0,0	0,0	0,0
50 g Molke mit Müsli	0,5	8	28	0,00	1	0,3	0,0	0,0
120 g Joghurt entrahmt	0,5	0	168	0,00	1	0,0	0,0	0,0
150 g Apfel	1,5	22	10	0,00	18	0,7	0,1	0,0
150 g Banane frisch	2,5	38	14	0,00	18	0,4	0,0	0,0
Mittagessen: Kürbissuppe								
200 ml Gemüsebrühe Rezept 18 /19								
100 g Gartenkürbis frisch		7	18	0,00	11	0,5	0,1	0,0
100 g Kartoffeln geschält frisch	1,0	16	6	0,00	17	0,1	0,0	0,0
40 g Joghurt entrahmt	0,0	0	56	0,00	0	0,0	0,0	0,0
2 g Küchenkräuter I frisch		0	5	0,00	1	0,0	0,0	0,0
2 g Brunnenkresse frisch		1	4	0,00	1	0,0	0,0	0,0
50 g Vollkornbrötchen mit Soja	1,5	38	21	0,00	0	0,6	0,1	0,0
Zander gedämpft:								
100 g Zander frisch	110	27	0,00	1	1,5	0,0	0,0	
150 g Kartoffeln geschält frisch	2,0	24	9	0,00	26	0,1	0,0	0,0
100 g Blattspinat frisch		57	126	0,00	52	1,4	0,2	0,0
2 g Knoblauch frisch		0	1	0,00	0	0,0	0,0	0,0
10 g Lauchgemüse	0,0	4	8	0,00	2	0,1	0,0	0,0
3 g Butter – Milchhalbfett		0	3	0,01	0	0,0	0,0	0,0
50 g Gemüsemischung frisch		28	12	0,00	30	0,4	0,0	0,0
$^1/_8$ l Basensauce Rezept 37 /38								
80 g Kopfsalat frisch		8	30	0,00	10	0,5	0,1	0,0
2 g Kresse frisch		1	4	0,00	1	0,0	0,0	0,0
30 g Fenchel frisch		5	33	0,00	28	1,8	0,0	0,0
2 g Leinöl kaltgepreßt		0	0	0,00	0	0,1	1,1	0,0
1 g Kräuteressig		0	0	0,00	0	0,0	0,0	0,0
Dessert								
80 g Honigkuchen	4,5	11	32	0,00	0	0,1	0,0	0,0
Abendessen: Gemüse-Eintopf								
200 g Kartoffeln geschält frisch	2,5	32	12	0,00	34	0,1	0,0	0,0
200 g Gemüsemischung frisch		110	48	0,00	122	1,7	0,1	0,0
20 g Lauchzwiebel frisch		3	28	0,00	5	0,1	0,0	0,0
50 g Joghurt entrahmt	0,0	0	70	0,00	0	0,0	0,0	0,0
2 g Küchenkräuter I frisch		0	5	0,00	1	0,0	0,0	0,0
50 g Vollkornbrötchen	2,0	32	16	0,00	0	0,6	0,0	0,0
300 ml Gemüsebrühe Rezept 18 / 19								
Meersalz, Pfeffer frisch gemahlen								
Gesamtsumme:	25,0	652	932	0,05	386	12,9	2,1	0,0

Eiweiß	83,43 g (18%)
Fett	18,25 g (9%)
Kohlenhydrate	337,24 g (73%)
Alkohol	0,28 g (0%)

BE = Broteinheiten, Hsr = Harnsäure, Ca = Calcium, A = Vitamin A Retinol
C = Vitamin C, E = Vitamin E Aktiv., LieS = Linolensäure, C205 = C20:5 N-3 Fettsäure

Tagesplan 4

	kcal	EW g	F g	KH g	MUFS g	EUFS g	LinS g	AraS g
Frühstück: Frühstücksgetränk, Tee, Getreidekaffee								
100 g Roggenvollkornbrot	187	6,5	1	37	0,5	0,1	0,4	0,0
50 g Vollkornbrot mit Kümmel	96	3,4	1	19	0,3	0,2	0,2	0,0
10 g Butter - Milchhalbfett	38	0,4	4	0	0,1	1,2	0,1	0,0
40 g Aprikose Konfitüre	109	0,1	0	26	0,0	0,0	0,0	0,0
40 g Kochkäse Magerstufe	34	6,1	0	2	0,0	0,1	0,0	0,0
80 g Molke mit Müsli	74	1,8	1	14	0,3	0,5	0,3	0,0
120 g Joghurt entrahmt	46	5,2	0	5	0,0	0,0	0,0	0,0
100 g Apfel frisch	52	0,3	0	11	0,2	0,0	0,2	0,0
150 g Banane frisch	142	1,7	0	32	0,1	0,0	0,0	0,0
Mittagessen:								
Zucchinisuppe								
80 g Kartoffeln geschält frisch	57	1,6	0	12	0,0	0,0	0,0	0,0
100 g Zucchini frisch	19	1,6	0	2	0,2	0,0	0,1	0,0
2 g Leinöl	18	0,0	2	0	1,3	0,4	0,3	0,0
20 g Joghurt entrahmt	8	0,9	0	1	0,0	0,0	0,0	0,0
1 g Küchenkräuter I frisch	1	0,0	0	0	0,0	0,0	0,0	0,0
2 g Knoblauch frisch	3	0,1	0	1	0,0	0,0	0,0	0,0
20 g Lauchzwiebel frisch	8	0,2	0	2	0,0	0,0	0,0	0,0
200 ml Gemüsebrühe Rezept 18 /19								
Kartoffel-Gemüseauflauf								
200 g Kartoffeln geschält frisch	142	4,1	0	30	0,1	0,0	0,1	0,0
40 g Zwiebeln frisch	11	0,5	0	2	0,0	0,0	0,0	0,0
50 g Chicoreegemüse	26	0,7	2	1	0,1	0,6	0,1	0,0
50 g Grünkohlgemüse	32	2,1	2	2	0,4	0,6	0,2	0,0
100 g Wurzelpetersilie frisch	37	2,9	0	5	0,2	0,0	0,2	0,0
60 g Joghurt entrahmt	23	2,6	0	3	0,0	0,0	0,0	0,0
2 g Küchenkräuter I frisch	1	0,1	0	0	0,0	0,0	0,0	0,0
Kräuter-Basensauce								
60 ml Gemüsebrühe Rezept 18/19								
40 g Kartoffeln geschält frisch	28	0,8	0	6	0,0	0,0	0,0	0,0
10 g Joghurt entrahmt	4	0,4	0	0	0,0	0,0	0,0	0,0
1 g Küchenkräuter I frisch	1	0,0	0	0	0,0	0,0	0,0	0,0
10 g Lauchzwiebel frisch	4	0,1	0	1	0,0	0,0	0,0	0,0
Salat								
50 g Eisbergsalat frisch	6	0,5	0	1	0,1	0,0	0,0	0,0
50 g Tomaten frisch	8	0,5	0	1	0,0	0,0	0,0	0,0
2 g Olivenöl kaltgepreßt	18	0,0	2	0	0,2	1,4	0,2	0,0
40 g Joghurt entrahmt	15	1,7	0	2	0,0	0,0	0,0	0,0
Dessert								
100 g Obstkuchen fettarm	144	2,8	3	25	0,4	1,0	0,3	0,0
Abendessen:								
Basensuppe								
150 g Fenchel frisch	38	3,6	0	4	0,2	0,0	0,2	0,0
40 g Kartoffeln geschält frisch	28	0,8	0	6	0,0	0,0	0,0	0,0
10 g Joghurt entrahmt	4	0,4	0	0	0,0	0,0	0,0	0,0
1 g Küchenkräuter I frisch	1	0,0	0	0	0,0	0,0	0,0	0,0
20 g Gemüsezwiebel frisch	6	0,2	0	1	0,0	0,0	0,0	0,0
Kalter Teller								
50 g Grahambrötchen	125	4,0	1	25	0,3	0,2	0,2	0,0
100 g Roggenvollkornbrot	187	6,5	1	37	0,5	0,1	0,4	0,0
50 g Kochkäse Magerstufe	42	7,6	0	2	0,0	0,1	0,0	0,0
30 g Quark Magerstufe	22	4,1	0	1	0,0	0,0	0,0	0,0
5 g Kresse frisch	2	0,2	0	0	0,0	0,0	0,0	0,0
1 Kanne Kräutertee mit Honig und Orange								
Gesamtsumme:	1847	77,1	23	321	5,8	6,6	3,7	0,0

Eiweiß	77,12 g (17%)
Fett	23,25 g (11%)
Kohlenhydrate	320,95 g (71%)

kcal = Kilokalorien, EW = Eiweiß, F = Fett, KH = Kohlenhydrate, MUFS = mehrf.unges.Fettsäuren, EUFS = einfach unges.Fettsäuren, LinS = Linolsäure, AraS = Arachidonsäure

Tagesplan 4

	BE	Hsr mg	Ca mg	A mg	C mg	E mg	LieS g	C205 g	
Frühstück: Frühstücksgetränk, Tee, Getreidekaffee									
100 g Roggenvollkornbrot	3,0	57	22	0,00	0	1,0	0,1	0,0	
50 g Vollkornbrot mit Kümmel	1,5	30	26	0,00	0	0,5	0,0	0,0	
10 g Butter - Milchhalbfett		0	12	0,03	0	0,1	0,1	0,0	
40 g Aprikose Konfitüre	2,0	3	3	0,00	0	0,0	0,0	0,0	
40 g Kochkäse Magerstufe		0	80	0,00	0	0,0	0,0	0,0	
80 g Molke mit Müsli	1,0	13	45	0,00	1	0,4	0,0	0,0	
120 g Joghurt entrahmt	0,5	0	168	0,00	1	0,0	0,0	0,0	
100 g Apfel frisch	1,0	15	7	0,00	12	0,5	0,0	0,0	
150 g Banane frisch	2,5	38	14	0,00	18	0,4	0,0	0,0	
Mittagessen									
Zucchinisuppe									
80 g Kartoffeln geschält frisch	1,0	13	5	0,00	14	0,0	0,0	0,0	
100 g Zucchini frisch		20	30	0,00	16	0,5	0,1	0,0	
2 g Leinöl		0	0	0,00	0	0,1	1,1	0,0	
20 g Joghurt entrahmt	0,0	0	28	0,00	0	0,0	0,0	0,0	
1 g Küchenkräuter I frisch		0	2	0,00	1	0,0	0,0	0,0	
2 g Knoblauch frisch		0	1	0,00	0	0,0	0,0	0,0	
20 g Lauchzwiebel frisch		3	28	0,00	5	0,1	0,0	0,0	
200 ml Gemüsebrühe Rezept 18 /19									
Kartoffel-Gemüseauflauf									
200 g Kartoffeln geschält frisch	2,5	32	12	0,00	34	0,1	0,0	0,0	
40 g Zwiebeln frisch		6	12	0,00	3	0,0	0,0	0,0	
50 g Chicoreegemüse	0,0	7	13	0,01	3	0,1	0,0	0,0	
50 g Grünkohlgemüse	0,0	14	100	0,00	49	0,8	0,2	0,0	
100 g Wurzelpetersilie frisch		30	39	0,00	41	1,7	0,0	0,0	
60 g Joghurt entrahmt	0,0	0	84	0,00	1	0,0	0,0	0,0	
2 g Küchenkräuter I frisch		0	5	0,00	1	0,0	0,0	0,0	
Kräuter-Basensauce									
60 ml Gemüsebrühe Rezept 18/19									
40 g Kartoffeln geschält frisch	0,5	6	2	0,00	7	0,0	0,0	0,0	
10 g Joghurt entrahmt	0,0	0	14	0,00	0	0,0	0,0	0,0	
1 g Küchenkräuter I frisch		0	2	0,00	1	0,0	0,0	0,0	
10 g Lauchzwiebel frisch		2	14	0,00	2	0,0	0,0	0,0	
Salat									
50 g Eisbergsalat frisch		6	10	0,00	2	0,3	0,0	0,0	
50 g Tomaten frisch		5	7	0,00	12	0,4	0,0	0,0	
2 g Olivenöl kaltgepreßt		0	0	0,00	0	0,2	0,0	0,0	
40 g Joghurt entrahmt	0,0	0	56	0,00	0	0,0	0,0	0,0	
Dessert									
100 g Obstkuchen fettarm	2,0	25	19	0,03	2	0,4	0,1	0,0	
Abendessen									
Basensuppe									
150 g Fenchel frisch		24	164	0,00	140	9,0	0,1	0,0	
40 g Kartoffeln geschält frisch	0,5	6	2	0,00	7	0,0	0,0	0,0	
10 g Joghurt entrahmt	0,0	0	14	0,00	0	0,0	0,0	0,0	
1 g Küchenkräuter I frisch		0	2	0,00	1	0,0	0,0	0,0	
20 g Gemüsezwiebel frisch		3	6	0,00	2	0,0	0,0	0,0	
Kalter Teller									
50 g Grahambrötchen	2,0	30	10	0,00	0	0,2	0,0	0,0	
100 g Roggenvollkornbrot	3,0	57	22	0,00	0	1,0	0,1	0,0	
50 g Kochkäse Magerstufe		0	100	0,00	0	0,0	0,0	0,0	
30 g Quark Magerstufe		0	36	0,00	0	0,0	0,0	0,0	
5 g Kresse frisch		2	11	0,00	3	0,0	0,0	0,0	
1 Kanne Kräutertee mit Honig und Orange									
Gesamtsumme:		23,0	446	1226	0,08	378	18,1	2,0	0,0

Eiweiß 77,12 g (17%)
Fett 23,25 g (11%)
Kohlenhydrate 320,95 g (71%)

BE = Broteinheiten, Hsr = Harnsäure, Ca = Calcium, A = Vitamin A Retinol, C = Vitamin C, E = Vitamin E Aktiv., LieS = Linolensäure, C205 = C20:5 N-3 Fettsäure, Linolsäure, AraS = Arachidonsäure

Weitere Vorschläge:

1. Pellkartoffeln mit Quarkaufstrich, Sojaaufstrich oder Gemüseaufstrich
2. Dampfkartoffeln mit verschiedene Gemüsen gedünstet
3. Gekochte Gemüsesalate mit Kartoffeln
4. Vollkornreis mit Gemüse-Ratatouille oder eingelegtem Gemüse
5. Hirse mit Gemüse oder Mais mit Gemüse
6. Gemüseeintöpfe, Gemüsesuppen, Gemüsebrühen mit Einlagen
7. Eifreie Nudeln mit Basilikumtomaten
8. Hartweizennudeln mit Gemüsesugo und Ziegen-Frischkäse
9. Kartoffelgnocchi mit Spinat und Schafs-Frischkäse
10. Gedämpfte Tomaten mit Hüttenkäse und Basilikum

Säuren- und Basenübersicht

Sauer	Basisch
• tierisches und pflanzliches Eiweiß	• Gemüse
• Milchprodukte	• Salate
• Zitrusfrüchte	• sonnengereiftes Obst
• raffinierter Zucker	• Milch
• Genußmittel	• Sahne
• Industriegetränke	• Frische Gewürzkräuter
• Industriekost	• Öle aus Erstpressung

Linolsäure-Lebensmitteltabelle

	Linolsäure mg	Linolensäure mg	Arachidonsäure mg
Milchprodukte			
Vollmilch, 3,5% F	90	25	0
Magermilch,höchst.0,3% F	200	100	0
Milch, fettarm höchst.1,8% F	60	30	0
Schafsmilch	160	120	0
Ziegenmilch	550	170	0
Trockenvollmilch	550	170	0
Trockenmagermilch	23	6	0
Kondensmilch	170	40	0
Sahne/Rahm, mind.10% F	260	170	0
Schlagsahne, mind.30% F	810	210	0
Sauerrahm	430	95	0
Creme fraiche 30% F	680	140	0
Buttermilch	10	0	0
Sauermilch,Dickmilch aus Vollmilch	90	15	0
Joghurt,3,5% F	90	60	0
Joghurt,fettarm höchst.1,8% F	40	11	0
Sahnejoghurt	245	160	0
Kefir aus Vollmilch	0	0	0
Käse			
Rahmfrischkäse 50% F i.Tr.	600	150	0
Doppelrahm-Frischkäse 60-85% F i.Tr.	800	200	0
Hüttenkäse	95	20	0
Mozzarella aus Kuhmilch	350	140	0
Schichtkäse 20% F i.Tr.	0	0	0
Speisequark 20% F i.Tr.	130	35	0
Emmentaler 45% F i.Tr.	650	370	0
Parmesan	270	300	0
Edamer 40% F i.Tr.	360	210	0
Gouda 45% F i.Tr.	280	420	0
Tilsiter 45% F i.Tr.	430	340	0
Butterkäse 50% F i.Tr.	0	0	0
Gorgonzola	0	0	0
Roquefort	620	700	0
Rahmbrie 50% F i.Tr.	0	0	0

	Linolsäure mg	Linolensäure mg	Arachidonsäure mg
Camenbert 50% F i.Tr.	480	290	0
Fetakäse 45% F i.Tr.	330	260	0
Münsterkäse 50% F i.Tr.	380	200	0
Ziegenkäse 45% F i.Tr.	0	0	0
Sauermilch u.Kochkäse	0	0	0
Schmelzkäse45% F i.Tr.	530	115	0
Hühnerei			
Hühnerei Gesamtinhalt (100g)	875	70	130
Hühnereigelb (100g)	2450	220	375
Hühnereiweiß (100g)	0	0	0
Fette,Öle,Margarine			
Süß u.Sauerrahmbutter	1800	1200	0
Schweineschmalz	8600	1000	0
Diätmargarine	46300	400	0
Halbfettmargarine	15300	2200	0
Pflanzenmargarine	23100	2400	0
Butterschmalz	2300	1400	0
Gänsefett	9000	1900	0
Hühnerfett	21500	1500	0
Pflanzliche Öle			
Erdnußöl	23900	750	0
Kakaobutter	1300	400	0
Kokosfett	1400	0	0
Kürbiskernöl	51000	480	0
Leinöl	13400	55300	0
Maiskeimöl	50000	900	0
Mohnöl	72400	1000	0
Olivenöl	8000	950	0
Palmkernfett	2400	0	0
Palmöl	10500	500	0
Safloröl	74000	470	0
Sesamöl	42500	950	0
Sojaöl	53400	7600	0
Sonnenblumenöl	60200	500	0
Traubenkernöl	65600	480	0
Walnußöl	57500	13400	0
Weizenkeimöl	55800	8900	0

	Linolsäure mg	Linolensäure mg	Arachidonsäure mg
Fleisch und Fleischerzeugnisse			
Hammel-Filet und Muskelfleisch	60	20	0
Hammelkeule, Schlegel	650	100	0
Hammelkotelette	1370	320	80
Kalbfleisch Filet	160	100	55
Kalbfleisch Keule-Schlegel	100	10	25
Kalbfleisch Kotelette	160	17	0
Kalbsbries	65	65	45
Kalbsherz	100	20	25
Kalbshirn	0	0	0
Kalbsleber	250	12	0
Kalbsniere	60	60	30
Rindfleisch Filet	80	50	40
Rindfleisch Lende, Roastbeef	70	45	35
Rindfleisch Spanrippe	150	100	70
Rindsherz	130	25	30
Rindhirn	0	0	0
Rindsleber	160	50	140
Rindsmilz	0	0	0
Rinderniere	120	20	100
Schweinefleisch Filet	595	50	50
Schweinekotelette	710	45	45
Schweineschulter	755	45	25
Schweineschlegel	480	25	15
Schweinshirn	55	65	335
Schweineleber	620	17	605
Schweineniere	550	20	430
Kassler	400	25	25
Kaninchenfleisch	1500	685	135
Pferdefleisch	330	260	55
Ziegenfleisch	0	0	0
Corned Beef amerik.	240	100	30
Corned Beef deutsch	0	0	0
Gelatine	0	0	0
Schweineschinken gek.	1100	70	30
Schweineschinken geräuchert	2480	160	130
Schweinespeck	6080	250	250
Frankfurter Würstchen	0	0	0

	Linolsäure mg	Linolensäure mg	Arachidonsäure mg
Leberwurst	1500	0	230
Salami	0	0	0
Wild und Geflügel			
Hase	590	280	0
Hirsch	0	0	0
Reh	0	0	0
Ente	2065	165	0
Fasan	0	0	0
Gans	3075	200	0
Huhn,Brathuhn	1160	85	0
Suppenhuhn	3130	165	0
Hühnerbrust	100	3	0
Hühnerschlegel	370	10	0
Truthahn	4190	230	0
Truthahn jung	1490	80	0
Truthahn Brust	180	50	0
Truthahn Keule	750	25	0
Fisch und Fischerzeugnisse			
Hering mariniert	0	0	0
Bückling	1480	240	70
Flunder	13	0	13
Heilbutt	24	35	55
Hering	150	60	55
Kabeljau-Dorsch	4	2	3
Makrele	200	215	50
Meeräsche	60	25	210
Ölsardine	300	150	90
Rotbarsch-Goldbarsch	355	270	60
Salzhering	355	270	60
Sardelle	50	30	10
Sardine	100	50	10
Schellfisch	2	1	2
Scholle	6	0	40
Seehecht	14	18	30
Seezunge	50	10	25
Thunfisch	260	270	280
Aal	480	200	550
Aal geräuchert	565	235	650

	Linolsäure mg	Linolensäure mg	Arachidonsäure mg
Flußbarsch	11	0	0
Brasse	75	90	0
Forelle	75	45	50
Hecht	30	45	50
Karpfen	410	140	190
Lachs	440	550	300
Felchen,Maräne	120	140	130
Schleie	0	0	0
Waller	1190	170	120
Zander	15	12	15
Krustentiere und Weichtiere			
Austern	18	12	10
Garnele	13	13	13
Hummer	50	60	10
Krebs	20	20	20
Languste	30	10	190
Miesmuschel	60	10	40
Tintenfisch	0	0	50
Getreide			
Buchweizen	530	80	0
Buchweizebvollmehl	620	110	0
Gerste	1150	110	0
Grünkern	0	0	0
Hafer	2740	120	0
Haferflocken	2600	100	0
Hafermehl	2930	80	0
Hirse	1770	130	0
Mais ganzes Korn	1630	40	0
Maismehl	1410	25	0
Reis unpoliert	780	30	0
Reis poliert	220	12	0
Roggen ganzes Korn	750	65	0
Roggenmehl Type 815	445	60	0
Roggenmehl Type 1150	565	80	0
Roggenmehl Type 1800	650	90	0
Weizen ganzes Korn	1100	75	0
Weizengrieß	0	0	0
Weizenmehl Type 405	370	40	0

	Linolsäure mg	Linolensäure mg	Arachidonsäure mg
Weizenmehl Type 1700	790	80	0
Weizenkleie	2200	160	0
Brote			
Roggenbrot	0	0	0
Roggenvollkornbrot	385	55	0
Weizenbrot, Weißbrot	415	40	0
Weizenvollkornbrot	0	0	0
Eierteigwaren	830	75	0
Butterkekse	0	0	0
Salzstangen, Laugengebäck	0	0	0
Zwieback, eifrei	930	55	0
Gemüse und Gemüseprodukte			
Kartoffeln	30	25	0
Kohlrabi	25	45	0
Meerrettich	50	115	0
Möhre	105	12	0
Pastinake	70	20	0
Petersilwurzel	220	30	0
Radieschen	9	45	0
Rettich	18	55	0
Rote Rübe	40	8	0
Schwarzwurzel	0	0	0
Sellerieknolle	155	17	0
Weiße Rübe	30	10	0
Artischocke	30	10	0
Bleichsellerie	80	0	0
Blumenkohl	30	110	0
Brokkoli	20	75	0
Chicoree	75	30	0
Chinakohl	15	40	0
Endivie	80	20	0
Feldsalat	0	0	0
Fenchel	0	0	0
Gartenkresse	50	150	0
Grünkohl	130	355	0
Kerbel	0	0	0
Knoblauch	60	6	0

	Linolsäure mg	Linolensäure mg	Arachidonsäure mg
Kopfsalat	50	70	0
Mangold	30	135	0
Petersilie	70	120	0
Poree	140	35	0
Rhabarber	55	17	0
Rosenkohl	40	155	0
Rotkraut	55	45	0
Sauerkraut	0	0	0
Schnittlauch	130	290	0
Spargel	70	6	0
Spinat	30	135	0
Weißkraut	25	85	0
Wirsing	80	120	0
Zwiebel	95	15	0
Aubergine	60	20	0
Schnittbohne	55	60	0
Gurke	45	40	0
Gewürzgurke	0	0	0
Kürbis	25	40	0
Paprikaschoten grün	35	20	0
Paprikaschoten rot	180	100	0
Tomate	95	11	0
Zucchini	80	120	0
Zuckermais	0	0	0
Bohne weiß	340	610	0
Gartenerbse frisch	245	50	0
Erbse getrocknet	630	125	0
Prinzessbohne	3510	240	0
Kichererbse getrocknet	1440	70	0
Leinsamen getrocknet	4790	16600	0
Butterbohne getrocknet	560	250	0
Linsen getrocknet	530	125	0
Mohn getrocknet	0	0	0
Mungobohne	250	110	0
Sesam getrocknet	1870	670	0
Sojabohne getrocknet	8650	1000	0
Sojamehl vollfett	1000	1400	0
Sonnenblumenkerne	2790	90	0
Champignon frisch	20	85	0
Pfifferlinge frisch	50	220	0
Steinpilze frisch	0	0	0

	Linolsäure mg	Linolensäure mg	Arachidonsäure mg
Früchte/Obst			
Apfel	100	20	0
Apfel getrocknet	370	55	0
Birne	110	35	0
Quitte	0	0	0
Aprikose	20	0	0
Aprikose getrocknet	100	0	0
Kirsche sauer	85	70	0
Kirsche süß	45	45	0
Mirabelle	0	0	0
Pfirsich	40	0	0
Pfirsich getrocknet	250	10	0
Pflaume	65	30	0
Pflaume getrocknet	0	0	0
Reineclaude	0	0	0
Hagebutte	0	0	0
Holunderbeeren schwarz	610	510	0
Sandornbeeren	0	0	0
Brombeeren	350	300	0
Erdbeeren	130	110	0
Heidelbeeren	175	220	0
Himbeeren	105	90	0
Johannisbeeren rot	40	30	0
Johannisbeeren schwarz	70	35	0
Moosbeeren	0	0	0
Preiselbeeren	160	185	0
Stachelbeeren	40	30	0
Weintrauben	110	35	0
Weinbeeren getrocknet	0	0	0
Ananas	40	30	0
Apfelsine	50	30	0
Avocado	1970	90	0
Banane	35	25	0
Datteln getrocknet	0	0	0
Feige frisch	0	0	0
Feige getrocknet	625	0	0
Grapefruit	40	12	0
Kiwi	0	0	0
Mandarine	45	15	0
Mango	9	65	0
Oliven grün mariniert	1120	130	0

	Linolsäure mg	Linolensäure mg	Arachidonsäure mg
Wassermelone	25	40	0
Zitrone	120	60	0
Honigmelone	13	2	0
Schalenfrüchte			
Cashewnuß	6700	150	0
Edelkastanie	550	65	0
Erdnuß	13900	430	0
Erdnuß geröstet	13800	540	0
Haselnuß	6300	150	0
Kokosnuß	680	0	0
Macadamianuß	1300	0	0
Mandel süß	9860	260	0
Paranuß	24900	0	0
Pistazie	6500	270	0
Walnuß	34100	6800	0
Honig/Zucker/Süßwaren			
Blütenhonig	0	0	0
Kunsthonig	0	0	0
Zucker jeder Art	0	0	0
Kakaopulver	670	0	0
Schokolade milchfrei bitter	900	0	0
Milchschokolade	845	235	0
Getränke			
Ananassaft in Dosen	0	0	0
Apfelsaft Handelsware	0	0	0
Orangensaft ungesüßt Handelsware	30	10	0
Johannisbeernektar Handelsware	0	0	0
Tomatensaft Handelsware	40	0	0
Bier	0	0	0
Weißbier	0	0	0
Rotwein	0	0	0
Weißwein	0	0	0

Lebensmitteltabelle aus Souci-Fachmann-Kraut wissenschaftliche Verlagsgesellschaft Stuttgart

...Fett in der Ernährung...

- Unsere 3 wichtigen Fette:
- Fettrelation unter 30%
- Butter gesättigte FS.
- Olivenöl einfach unges. FS.
- Distelöl-Leinöl mehrfach unges. FS.

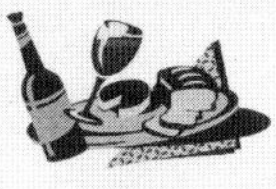

Mayr 98

...Butter kann durch nichts ersetzt werden...

- Butter ist natürliches kaltgeschlagenes Fett
- Sparsam verwenden
- Schmelzpunkt bestimmt Verdaulichkeit
- Butter nicht über 45° C erhitzen
- Butter / Halbfettbutter aufs Brot
- Butter zum Backen von Kuchen
- 20g Butter haben nur 48 mg Cholesterin
- Ausgleich Butter und kaltgepreßtes Öl

Mayr 98

...Die Hälfte vom Fett ist in versteckter Form in LM enthalten...

- Fettarme Lebensmittel auswählen
- Fettfreie oder fettarme Zubereitung beachten
- Gute kaltgepreßte Öle zuletzt zusetzen
- Gesamtfett reduzieren

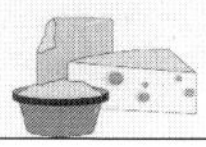

Mayr 98

...Versteckte Fette...

in 100g

Schweinefleisch:			Kalb	2	% F
Schinken	35	% F	Rind	7	% F
Salami	33	% F	Lamm	18	% F
Wurst	32	% F	Pute	1	% F
Fleisch	23	% F	Huhn	6	% F
			Wild	2	% F
			Pferd	2	% F
			Putenwurst	5	% F

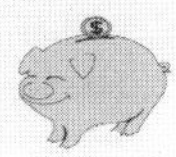

Empfohlene Nährwertrelation

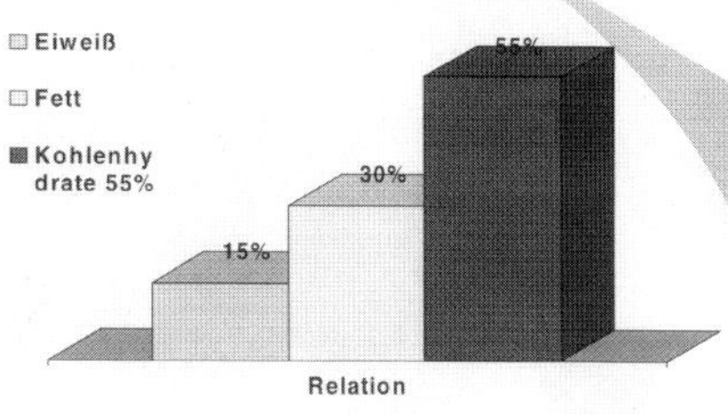

Versteckte Fette in 100g

Mascarpone	48 g	Hüttenkäse	3,0 g
Emmentaler	30 g	Magertopfen	0,3 g
Camenbert 60%	33 g	Topfen 20%	5,0 g
Gorgonzola	31 g	Mozzarella	16,0 g
Reibekäse 45%	30 g	Harzer	0,7 g
Tilsiter 45%	25 g	Kochkäse 10%	3,0 g
Ziegenkäse 48%	27 g	Limburger	9,0 g
Butterkäse 60%	35 g	Parmesan 32%	23,0 g

Versteckte Fette in 100g

Salami	33 g	Bratwurst	28 g
Fleischwurst	30 g	Leberkäse	29 g
Mortadella	33 g	Mettwurst	37 g
Leberwurst	30 g	Schinken gek.	12 g
Frankfurter	28 g	Schinken o.F.	3 g
Speck	65 g	Jagdwurst	16 g
Schinken ger.	35 g	Geflügelwurst	5 g
Weißwurst	27 g	Knackwurst	28 g

Versteckte Fette in 100g

Kuhmilch	3,5 g	Brathuhn	11 g
Schafmilch	6,3 g	Rindfleisch	7 g
Stutenmilch	1,5 g	Kalbfleisch	2 g
Ziegenmilch	4,9 g	Lammfleisch	18 g
Buttermilch	0,5 g	Schweinefleisch	23 g
Joghurt 1,5%	1,5 g	1 Hühnerei	6 g
Schlagsahne	36 g	Ente	18 g
Saure Sahne	10 g	Gans	31 g

Versteckte Fette in 100g

Heilbutt	2,3 g	Zander	0,7 g
Kabeljau	0,4 g	Karpfen	4,8 g
Rotbarsch	3,6 g	Lachs	13,6 g
Scholle	1,9 g	Hering	17,8 g
Seezunge	1,4 g	Makrele	11,6 g
Thunfisch	15,5 g	Tintenfisch	0,8 g
Aal	25,0 g	Steinbutt	1,4 g
Forelle	2,7 g	Hecht	0,9 g

Fettfreie Garungsmethoden

- Dünsten
- Dämpfen
- Braten im Rohr
- Braten in Bratfolie
- Spezialgeschirr
- Römertopf

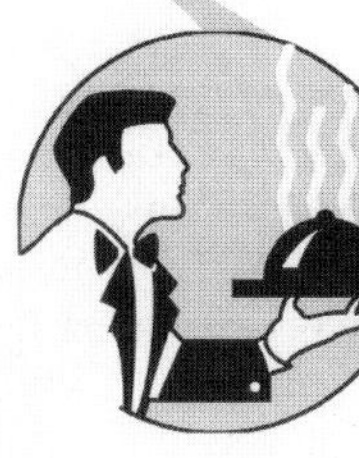

Mayr 98

KÜCHENTIPS:

- Auswahl fettarmer Lebensmittel
- Zubereitung mit wenig oder ohne Fett
- Butter zum anschwitzen nicht anbraten
- Warmgepreßtes Öl zum Anbraten
- Kaltgepreßte Öle für Salate u. Dressings
- Kaltgepreßte Öle zum evtl.Aufwerten der fertigen Gerichte

Mayr 98

Vitamin -C -Verlust beim Garen

Lebensmittel	Kochen:	Dünsten:	Druck-garen:
Kartoffeln	16%	7%	27%
Sellerie	51%	25%	66%
Spinat	66%	18%	35%
Rosenkohl	34%	15%	22%
Karfiol	35%	7%	23%

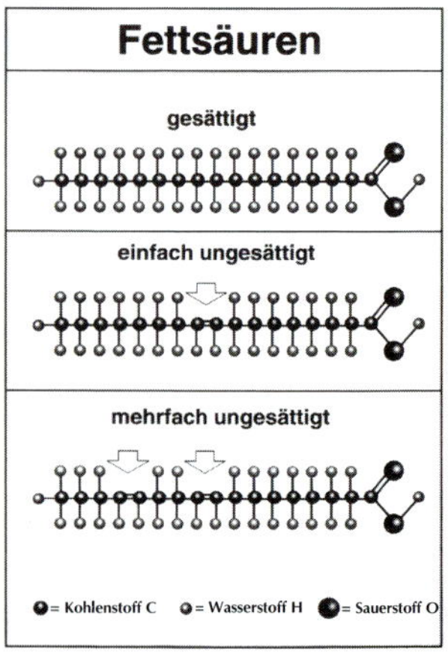

Fett ist mehr als pure Energie

Fette liefern nicht nur Energie, sondern bilden auch einen Kälteschutz, stabilisieren innere Organe und sind wichtiger Bestandteil des Nervengewebes und der Zellmembranen. Fettbegleitstoffe wie Cholesterin oder Phospholipide dienen als Vorstufen für verschiedene Hormone und Gallensäuren. Nahrungsfett versorgt uns zudem mit den essenziellen Fettsäuren Linolsäure, Alpha-Linolsäure sowie fettlöslichen Vitaminen. Ob ein Fett flüssig oder fest ist, gesundheitlich schädlich oder nicht, bestimmen die Fettsäuren, die in gesättigter, einfach oder mehrfach ungesättigter Form vorliegen und in der Länge variieren. Die hauptsächliche Fettverdauung beginnt im Zwölffingerdarm, wo Lipasen die Fette zerlegen und Gallensäuren sie in eine wasserlösliche Form überführen. Im Blut werden sie von sogenannten Lipoproteinen transportiert und zur Energiegewinnung genutzt, als Reserve gespeichert oder umgebaut. Hierzulande wird zuviel Fett aufgenommen, das zudem hauptsächlich gesättigte Fettsäuren enthält. Für die Praxis empfiehlt sich, fettärmer zu essen und öfter Raps-, Lein- oder Walnußöl und gelegentlich auch fetten Fisch wie Makrele oder Hering auf den Tisch zu bringen.

Der lange Weg zum Speisefett

Butter ist relativ naturbelassen und das einzige Speisefett, das vom lebenden Tier stammt. Da sie im 19. Jahrhundert knapp und teuer war, wurde ein Gemisch aus Rindertalg und Magermilch entwickelt und als Margarine bezeichnet. Heute besteht diese meist aus pflanzlichen Ölen. Konventionelle Hersteller erzielen die gewünschte Konsistenz in der Regel durch Hydrierung oder Umesterung. Dabei geht ein Großteil der wertvollen ungesättigten Fettsäuren verloren. Bio-Hersteller setzen dagegen auf die Mischung fester Fette wie Kokosfett mit Ölen und verzichten auf chemische Härtung.

Besonders hochwertig sind kaltgepreßte Pflanzenöle. Zwar entstehen bei der Gewinnung Temperaturen bis zu 70 °C, die wertvollen Inhaltsstoffe bleiben jedoch erhalten. Konventionelle Öle werden dagegen meist durch Heißpressung oder Extraktion gewonnen, um die Ausbeute zu erhöhen. Bei beiden Verfahren erfolgt anschließend eine fünfstufige Raffination. Das Ergebnis sind preiswerte und haltbare, aber geruchs- und geschmacklose Öle, die einen Großteil der wertgebenden Inhaltsstoffe eingebüßt haben. Für die kalte Küche greift man daher am besten zu nativen Ölen.

Ölgewinnung

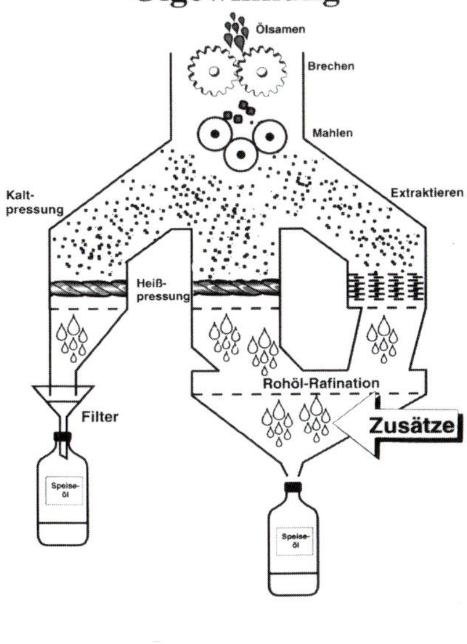

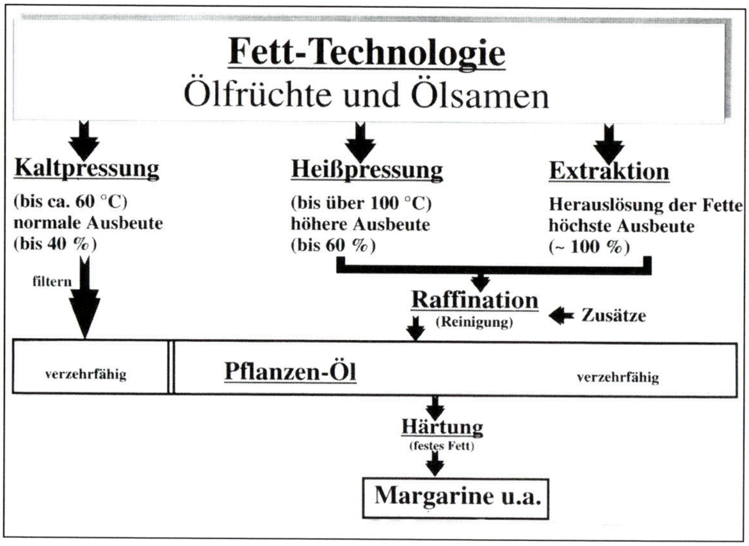

Welches Fett wofür?

Butter ist besonders als Streichfett für Brot beliebt. Wer sie sparsam verwendet, braucht sich wegen des hohen Gehalts an Cholesterin und gesättigten Fettsäuren keine Sorgen machen. Wer lieber Margarine ißt, sollte ungehärtete Produkte bevorzugen. Pflanzliches Fett ist zwar cholesterinfrei, unterscheidet sich im Fettgehalt aber nicht von Butter. Auch die Bezeichnung „Diät-Margarine" verspricht keinen verminderten Fettgehalt, sondern nur ein natriumarmes Produkt pflanzlicher Herkunft.

Für Salate eignen sich besonders native Pflanzenöle. Sie liefern neben ungesättigten Fettsäuren fettlösliche Vitamine und viele gesundheitsförderliche Stoffe wie Phytosterine. Wer des öfteren Raps-, Lein- oder Walnußöl bevorzugt, versorgt seinen Körper zudem gut mit Omega-3-Fettsäuren. Diese Fette können auch zum Dünsten, Kochen und Backen verwendet werden. Zum Braten und Frittieren eignen sich Butterschmalz, Olivenöl, sogenannte High-oleic-Öle, teilraffiniertes Kokosfett und Palmöl. Auch eine spezielle Mischung aus nativen Ölen hält hohen Temperaturen stand und läßt sich somit zum Frittieren verwenden.

Anhang

Literaturverzeichnis

Rauch, E., Mayr, P., Die milde Ableitungsdiät, Karl F. Haug, Heidelberg, 14. Aufl., 1998.

Rauch, E., Mayr, P., Die schnelle MAD, Karl F. Haug, Heidelberg

Mayr, P., Leicht bekömmliche biologische Küche, Karl F. Haug, Heidelberg, 5., überarb. Aufl., 1994.

Mayr, P., Die schnelle Bioküche, Karl F. Haug, Heidelberg, 2., überarb. Auflage, 1998.

Mayr, P., Schmackhaft kochen für chronisch Kranke, Karl F. Haug, Heidelberg, 1997.

Mayr, P., Stossier, H., Die Candida-Diät, Karl F. Haug, Heidelberg, 1996.

Mayr, P., Adam, O., Gesunde Ernährung bei Morbus Bechterew, Karl F. Haug, Heidelberg, 1999.

Worlitschek, M./Mayyr, P., Säre-Basen-Einkaufsführer, Karl F. Haug, Heidelberg 2001

Mayr, P., Stossier, H., Eiweißfasten, Karl F. Haug, Heidelberg

Register der Rezepte

V

W

Z

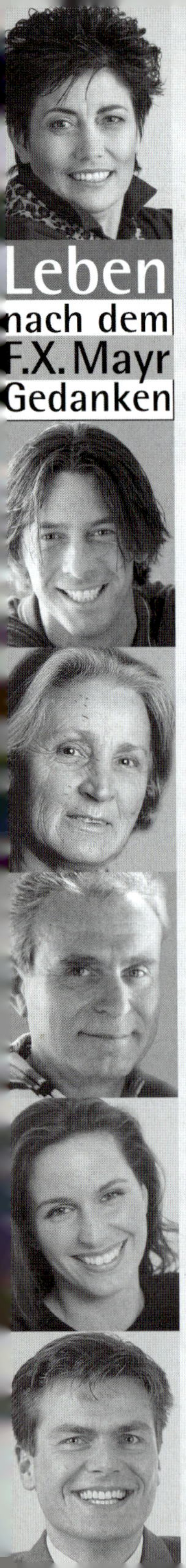

Das besondere Fitness-Kochbuch

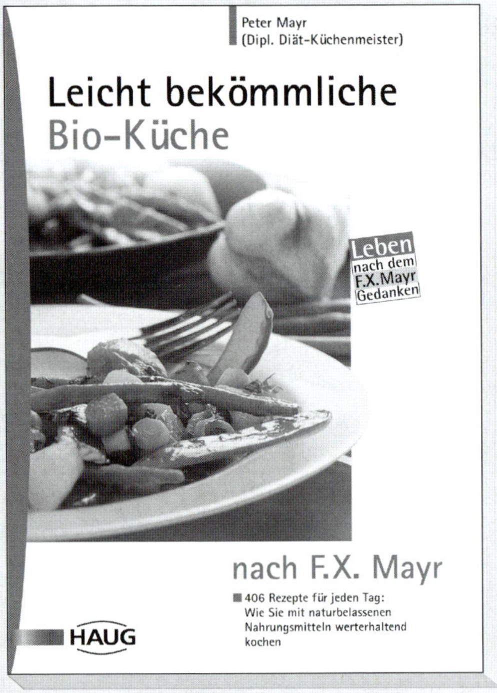

- Bewußt Kochen nach der Devise des großen Fasten-Arztes Dr. F.X. Mayr
- Mit über 400 köstlichen Rezepten vom Frühstück bis zum Abendessen
- Mit Koch-Tipps und -Tricks von einem erfahrenen Küchenchef

440 S., 19 Fotos
€ 29,95 / SFr 50,30
ISBN 3-8304-2041-2

Haug in
MVS Medizinverlage Stuttgart
Postfach 30 05 04
70445 Stuttgart

Besuchen Sie uns im Internet
www.haug-gesundheit.de

Haug